JN091325

悩めるクリニック経営者のための

# もうイラつかない
# スタッフとの
# 関係づくり

永野 光 著

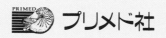
プリメド社

# はじめに

　医療ソーシャルワーカーとして働いてきた私が、夫と共に永野整形外科クリニックを開業したのが2009年でした。開業当初、「誰かに助けてほしい」、「他の院長夫人はどうされているんだろう」……そう思い悩んだ経験から、院長夫人をサポートする事業（株式会社クリニックイノベーションサポート）を起ち上げて8年が経ちました。サポート先は、整形外科に限らず、内科、耳鼻科などさまざまです。コロナ禍になったことの影響もありますが、何かが落ち着かないまま進んで14年を超えました。

　ある保険医協会の院長夫人の集いに参加したのがきっかけで、縁あって2017年に『院長妻から院長夫人への42のメッセージ』を出版しました。おかげで「あの本を読んで……」という出会いもあり、院長夫人だけでなく院長先生のことも元気にする機会もいただき、サポート事業は小さく成長を続けています。

　二作目となる本著は、この8年間のサポート業務の中から、また私自身の体験もまじえ、30のケースをまとめた「事例検討集」といった内容です。

　これら30のケースは、診療科も開業からの年数もさまざまですが、小規模クリニックに共通の事例であるかと思います。いずれもむずかしい問題で、「これが正解」というものはなく、みなさんと一緒に考えてみたい事例ばかりです。

　30のケースを改めて振り返ってみると、［対処したこと］の中で「振り返り」、「フィードバック」、「ヒヤリング」、「1 on 1ミーティング」、「フォロー」という言葉が多いことに気づきました。ソーシャルワーカー時代に育んできたコミュニケーションスキルや面接技法が今も私自身の軸にあると改めて感じました。

ソーシャルワーカー時代、私たちはさまざまなケースについて「こういう場合どうするか」をみんなで考えるために事例検討会をしていました。事例を提示することで、院長夫人はじめスタッフのみなさんが、それぞれの立ち場から、解決に向けて話し合っていただくきっかけになればと思ってまとめています。[対処したこと]などを参考に、「うちはこうしてみようか」と、アイデアが創発され、解決の糸口を見つけていただければ幸いです。

　令和は変化の時代です。新型コロナウィルスの影響で収益が下がるなど暴風にさらされたり、医療DX化に着手しなければならなかったり、雇用関係や組織のつくり方にも変化が出てきたり。開業から10年・20年経ってもそこで一段落ではなく、さらに5年後・10年後に備えて学びを止めることができない時代と感じています。

　院長妻として「セカンドが優秀だとその組織は発展する」……らしいという仮説や気概をもって、頑張っていきたいと思っています。とはいえ、院長妻としてクリニックの中にいますと、よその良い点はみえても苦労している点はみえないものです。「他のクリニックはうまくまわっているように見える。どうしてうちだけ……」そんな思いにとらわれてしまうこともあるかと思います。

　本著を読んでいただく中で、そういった孤独感から解放され、元気を取り戻し、また時代の変化に対応すべく学びを続け、大切に変わらないものは守っていこうと思っていただければ嬉しく思います。

　また、院長夫人に限らず、院長先生にとっても参考になれば幸いです。

2023年7月吉日

　　　　　　　　　　　　　　　　　　　　　　　永野　光

# もくじ

はじめに………………………………………………………………… 2

## 新人教育に悩む
1. 新人が経験豊富な指導担当者を猛烈批判……………………… 6
   定着させたい意識の若手も指導者に加えた
2. 年上で医療経験者の新人に先輩スタッフが気後れ…………… 9
   新人・先輩それぞれ個別に働きかけた
3. メモも取らずに何度も同じことを聞いてくる新人…………… 12
   教えられ上手を目指してもらうことに

## 意識改革したい
4. 備品の故障を知っているのに放ったらかし ………………… 17
   点検を定期業務にするしかない
5. 事の重大性を考えずにただ言われたままに行動……………… 21
   どう行動すべきかをフィードバック
6. スタッフがカルテに差別的な内容を記述 …………………… 25
   傷つけないように配慮し問題点を伝えた
7. 院長宛の親展郵便を勝手に開封して放置 …………………… 28
   知らないことは教えるしかない
8. 診療報酬改定準備に関心がなさ過ぎるスタッフ…………… 31
   改定時にやるべきタスクリストを用意した

## 手順を見直す
9. 毎年同じことなのに連休の休診準備が今回も不完全………… 34
   チェックリストを用意して輪番制に
10. 院内 DX 化に理由を挙げていちいち反対………………… 38
    スタッフの懸念を聴き選定段階から参加に
11. 院長の急病で臨時休診 スタッフだけの対応が心配………… 42
    スタッフの本心を知ってチームづくりに活かす
12. 電話をうまく避ける人がいて業務量に偏り ……………… 46
    持ち場を細分化してローテーション
13. 発熱外来の対応でスタッフから苦情の連続 ……………… 52
    みんなが納得できるよう問題解決会議を開いた

## 介入したらよいのか迷う
14. 先輩スタッフの陰口で新人が定着しないのではと心配 ……… 56
    先輩と新人の関係づくりのための働きかけ
15. 患者さんが途切れるとおしゃべりに夢中 ………………… 62
    スタッフと相談して「手すきリスト」を作成

## 気づかなかった

16. 仕事を抱え込み過ぎていっぱいいっぱいのスタッフ ………… 68
　　　どこに問題があるのか聴き取り対策を考えた
17. 転職看護師が入職 3 日目でもどかしい思いに直面 ………… 72
　　　経験者だからこそのフォローをすることに
18. 気立てが良かったスタッフに現れたブラックな裏の顔 ………… 76
　　　院長 / 院長夫人も知らないことが多々あった

## スタッフの気質にとまどう

19. 集中すると周りが見えないのでミスが心配 ………… 79
　　　医療安全としてミス防止のシステムづくり
20. 機嫌の浮き沈みが激しくて雰囲気を暗くするスタッフ ………… 83
　　　一人の言動でも影響が大きいと伝える
21. 面接では好印象だったのに実務の態度にがっかり ………… 86
　　　面接で苦手な人や事をどう乗り越えてきたのかを質問
22. コロナ禍以後簡単に理由を見つけてすぐ休むスタッフ ………… 89
　　　人により違うポテンシャルに合った働き方を

## 専門職意識に困る

23. 収益に貢献している自負から特別扱いを求める PT ………… 93
　　　専門以外の業務にも目を向けてもらう工夫を
24. 院長が頼みとする看護師が実は他職種には高圧的 ………… 98
　　　コンタクトを増やしフィードバックを続けた

## スタッフと対立した

25. スタッフたちにことごとく反発された院長夫人 ………… 102
　　　残念ながらいったん現場から離れることに
26. 収益向上のための予約枠増にスタッフは猛反対 ………… 105
　　　譲るわけにはいかないので覚悟を決めた

## 退職者に悩む

27. 「思ったより大変」と入職後にあっさり離職 ………… 108
　　　採用前に入職ガイダンス＋オリエンテーションを
28. 家庭の事情により在職 1 年ほどでやむなく退職 ………… 112
　　　家族の状況も理解し変則労働を取り入れた
29. 同時期に退職希望が相次いでひどく落ち込み ………… 117
　　　心の癒しをプロに頼って割り切りも大事に
30. スタッフから「辞めます」と宣言されるたびに自信喪失 ………… 121
　　　「退職ガイダンス」を用意して気楽に話し合い

# 新人が経験豊富な指導担当者を猛烈批判

## 定着させたい意識の若手も指導者に加えた

#開業10年目　#いまどき女子　#指導担当者　#新人教育　#相性の悪い先輩

## ■ CASE

　若い新人が入職してきた。この新人は、病院勤務経験もあり、初めての診療所業務にもおじけることもなく、仕事の飲み込みも早い。そこで、現場をよく知っていると指導に最適と考えたスタッフAに新人教育を頼んだ。

　しかし、新人と指導スタッフAとの関係が悪くなった。入職して2日目には、堂々と指導スタッフAの問題点を指摘し批判まで始めた。確かにAは融通がきかないところもあるので相性が合わないかもと考え、年代が近く、優しい性格で面倒見もよくて他スタッフから慕われているスタッフBに指導を交代してもらった。しかし、そのBとも合わず、このBについても批判した。それを聞いたBがひどく落ち込み、もう誰がどう指導すればよいのかわからなくなった。

　そんなとき、この新人に比較的世代が近いスタッフが「上の世代が指導すればうまくいくと考えるのはあきらめたほうがいいんじゃないですか?」とポロっとつぶやいたので、いろいろやってみようと、世代が近いスタッフに先輩として指導を任せた。

　すると、びっくりすることに新人の言動が変わり、スムーズに当院に溶け込むようになった。

　これまでの慣例で、新人が入ったら目的を理解して仕事をしてほしいので、業務に詳しくスキルの高いスタッフに指導させたいと考えていたが、スキル獲得よりも優先すべき居心地があると思った。新人指導は定着支援

> という意味も含んでいるので、新人にとってなじめる人、世代などが近い
> 人が結果的によいことも多いということを感じた。

## ■考えたこと

### [新人も個性さまざま　リーダーシップは相手に合わせなければ]

　この新人は、いわゆるＺ世代であり、当初、指導を担当したのは、Ｘ世代*やＹ世代*のスタッフでした。

　世代による考え方や価値観の違いによるものと思えましたが、この例では、"世代の違い"というより、相手に合わせたリーダーシップを発揮できるかどうかでした。

　診療所のような小規模な組織では、勤続年数が長くスキルが高い年長者がリーダーや影響力をもつ"主要な人物"となるケースが多く、リーダーシップ＝年長の人の経験という発想につながります。

　世間では、リーダーシップ論は多彩ですが、スタッフの個性もいろいろで、一般論では当てはまらないことも多いと思います。

　このケースのようにＺ世代は、"フラット"という考えが主流です。「先輩だから」、「先に入職してるから」というだけではリスペクトもないので、先輩だからといって、「ちょっと上から」にできる状況にはなりません。

　経験豊富なベテランによる指導というのも一つの考え方ですが、新人を育てることにもいろいろな視点が必要と考えました。

```
＊メモ：Ｘ世代：1960 年〜 1974 年生まれ
　　　　Ｙ世代：1975 年〜 1990 年代生まれ
　　　　Ｚ世代：それ以降生まれの世代
```

## ●問題点

☑ 業務に詳しいスタッフに教育を任せたがあまりにも新人と相性が悪い
☑ 少し若くて面倒見のよい別のスタッフに交代させても相性が合わない

☑ 年代の近い若手のスタッフに指導を任せたら指導を受け入れた
☑ 業務に詳しくスキルが高いのが教育に最適という考えが通じなかった

## ■対処したこと
### [新人指導は"定着"させる意識も大切]

　現場をよく知るスタッフや教育指導経験のあるスタッフが新人の指導に向いているという考えを改め、同世代でも新人を定着させようという気持ちのあるスタッフにも指導を任せることにしました。

　指導を任されたスタッフは、負担に思って嫌がると思いましたが、意外にも"定着させる"、"安心を与える"ことに熱心でした。新人にとって身近で心理的安全性の高い（気をつかい過ぎないなど上下関係を求められない）存在として指導担当者を決めるとよいかもしれません。ただし、次のようなケースでは個々に考える必要があります。

・他院の経験者などは、スキルが高いスタッフに任せたほうがよいケースもある
・もともと優秀な資質をもつ新人は、指導者がたとえ世代が違っても自然に伸びるように思う

### [指導担当スタッフもフォローする]

　指導を担当する先輩スタッフに対しても、指導が負担にならないよう、また相手に合わせ過ぎなくてもいいこと、自分らしく振舞ってよいことを伝えて、フォローするようにしました。

新人教育に悩む

# CASE 2.

# 年上で医療経験者の新人に先輩スタッフが気後れ

## 新人・先輩それぞれ個別に働きかけた

#開業5年目 #先輩と後輩 #年上部下 #スタッフのストレス

## ■ CASE

新人スタッフとして、他院で10年の受付経験のある人を採用した。前の勤務先を退職してしばらく家庭に入っていたが、改めて仕事を始めたいと思って当院の求人に応募してきたとのこと。当然、その経験を当院でも活かしてほしいと期待した。

ただ、新人とはいえそれ相応の年配であり、院長よりも年上、現スタッフよりももちろん年上になる。現スタッフには先輩として当院のシステムを指導してもらうつもりだった。

しかし、先輩スタッフのほうが若いことで、遠慮するのか、気をつかい過ぎて必要な指導ができない状態。年上であること、経験者であることに気後れしてしまい、ストレスをため込んでいる様子。

当院のやり方を覚えてもらって早く実践の場で活躍してほしいと考えていたが、経験を活かせるところまでたどり着かない。このような状況が続くなら、ブランク経験者は雇うべきではなかったのかと迷いも出てきたが、院長が出て口を出すべきかどうか、いつまで経ってもチームにならないので苦慮している。とはいえ若い先輩スタッフにも乗り越えさせたい。

## ■考えたこと

年下の先輩スタッフが、もともと謙虚で控えめな性格でした。そのため、なおさら年上であることを意識してうまく言えないようです。「気

9

をつかわなくてもいいから」と伝えても効果がありません。

　Ｚ世代は"みんなフラット"という考え方をもつとされていますが、なかには、このスタッフのように年代差を意識する人もいます。スタッフの性質が反映されやすい小規模なクリニックでは、よくありがちのむずかしい問題だと思います。

　若いスタッフが気をつかい過ぎていては、十分な指導ができません。院長や院長夫人が出て来て直接指導すれば、新人スタッフが先輩スタッフを侮るかもしれません。あくまでも現場で指導してもらう工夫を考えたほうがよいと思います。

---

### ●問題点

- ☑ 経験ありの年上の新人に若いスタッフが気後れしている
- ☑ 教える側の若い先輩スタッフが気をつかい過ぎて指導にならない
- ☑ 指導が進まないので院長／院長夫人が口を出すべきかどうか迷う
- ☑ チームづくりもあるので現場で解決できるのが理想的だが……

---

## ■対処したこと

　入職した年上の新人スタッフに院長／院長夫人が直接の指導をするのではなく新人と先輩スタッフそれぞれに次のような働きかけを行いましたが、その前にまず院長／院長夫人の役割をもう一度確認してみました。

### [院長／院長夫人の役割を再確認した]

①年下で「あまりものが言えない」先輩であっても、年上の新人と関係がうまくいっていれば、様子をみるだけでよい

②年上であれ年下であれ、互いにリスペクトする行動（感謝する、期待する、ポジティブフィードバック、任せる、相談する、情報を共有する）を大切に

③経営者として、年上の新人スタッフに用事があって話しかけるときは、先輩スタッフの顔を立てるように「この業務は○○さん（先輩

スタッフ）がよく知ってるから聞いてみて」、「この患者さんのこと
なら○○さんが長く関わってるから教えてもらうといいよ」などと
あえて関わらせる
④新人スタッフには、その先輩スタッフが院内でのポジションで業務
上のリーダーであり、経営する立場としてとても大切な存在である
ことを、折に触れ気づいてもらうようにする

## [新人に対して伝えたこと]

①事前に指導するスタッフが「年下である」こと、「気をつかう人である」
こと、「あなた側から教えられ上手になって前に進んでほしい」こと
②指導スタッフとの間で振り返り（リフレクションタイム）をすると
きには、新人のほうから、あえて「今日、何か気になることがあっ
たら教えてほしいのですが……」と言ってもらうこと

## [先輩スタッフに対して働きかけたこと]

①同じく年下となる院長夫人から年上のスタッフへ相手を年上として
敬意を示しつつも後輩・部下として相手を指導する。この立場を両
立する
②場合によっては年上であっても注意することも必要

# メモも取らずに何度も同じこと を聞いてくる新人

## 教えられ上手を目指してもらうことに

#開業10年目 #何回同じこと聞くの? #メモを取らない #指導をめぐる人間関係

## ■ CASE

　先日入った新人が、ひととおりの基礎研修も済んだので先輩から指導を受けながらも実践の業務に入ったところ、「何度も同じ質問をしてくる」と指導スタッフが腹を立てている。

　指導しているスタッフに聞いてみると、説明してもメモを取らずに何度も同じことを聞くらしい。説明を聞いてもわかったような顔をしてやり過ごすようで、仕事をバカにしてるようでよけいに腹が立ったという。新しい疑問が出て来て、新しい質問ならいいが、すでに何度も説明したことを初めて聞くような顔をして聞いてくることにうんざりしたようだ。

　経験者でもないので、一回聞いて覚えられるはずもなく、慣れないうちはメモを取って覚えるのが当たり前と考えるスタッフは多い。

　とにかく同じことの繰り返しは、非効率だし、うんざりもするので改めさせたい。今どきのスマホ世代は、メモを取ってそれを見直す習慣をつけさせるのはむずかしいようなら、どうするのがよいのだろうか。

## ■考えたこと

　「新人が教えたことをメモをする様子がない」状況に対して、指導者が不快に感じるということがあちこちのクリニックで起こっているようです。近年、業務内容をマニュアルや動画で見てもらうことも当たり前になり、今のスマホ世代の人は、メモをする習慣がないのかもし

れません。

　仕事を教える立場からすると、メモする姿勢は、"教わる気がある"というように見え、頼もしい印象があります。ただ、メモすることの是非を考える前に、仕事を学んでもらう目的は、

①教わった業務をなるべく早くできるようになること

であり、仕事を学んでいるかどうかを見る度合いは、

②業務を習得しようという積極性がみられること

にあると思います。

　こうして指導者の教えをきちんと受け取って定着した人をみると、年齢に関わらず、結果的に"メモを取っていた"ということだと思います。

　"教えられ上手"の人がいる一方で、"教えられ下手"の人もいます。"教えられ下手"の人の中には、「メモも取らずに傲慢だ」というように誤解されることもあります。誤解されても能力が高くスキルの獲得が早ければ、教える側にとって態度に不満があっても業務を獲得させることができます。しかし、"教えられ下手"なのに、この①と②も見られなければ、教える側にとって、期待が裏切られたり、イライラすることになるのだと思います。

　指導する立場では、"メモを取る"ような積極さや態度があれば教え甲斐があるというものですが、それが見られなかったら「期待が裏切られた」と気持ちにつながることを新人には理解してもらいたいと考えています。

　ただ"メモを取る"ということは、手で書きこむことだけではなく、写メに撮ったり、音声入力して後で見返す・聞き返すだけでもよいのです。要は、教えた業務を獲得でき、先輩や同僚との良好な関係が構築できればよいのです。

●問題点
☑ スマホ世代の新人が説明を受けたことを何度も質問してくる
☑ 教育担当者がうんざりしている

☑ メモをするような積極さが見られず指導者との関係性が悪化した

☑ スマホ世代に積極性や態度が大切であることを理解させられるか

## ■対処したこと

　新人には教えられ上手が大切であること、教育担当者にも教え上手になること、そしてそのコツを伝えました。

### [新人にメモをとってもらうための働きかけ]

　新人に入職ガイダンスを行い、その際にメモを取ることの目的や重要性を前もって伝えました。職務につくときは、メモを取る準備をしてもらったり、他にも教える側の気持ちを前もって知らせました。

①新人の入職ガイダンスで「"メモを取る"ことで相手に積極性を感じてもらうことができ、関係性に好影響がある」ことを伝える

②指導担当者には、大切なことを説明するときに「ここは大切だからメモしてね」と具体的に指示するなどして、メモを取らないことを不満に思うばかりではいけないことを伝える

③何もかもメモしなくて済むよう大まかな説明はマニュアルなどを用意し、マーカーを引いたり加筆してもらったりする

### [指導担当者に教え上手になってもらうために]

　指導担当者のなかには、「そんな細かいことまで言わないといけないのか」、「そんなことをいちいち言ってたらウザイと思われないか」と心配する人もいますが、面倒がられるようになるのは、独り立ちして業務に入ってからです。初めのスタートダッシュは、細かい指示を出すほうがわかりやすく、相手も動きやすいと思います。さらに、きめ細かい指導のコツとして、

①「少し細かいことなんだけど、知らなかったら伝えておきたいので話していい？」と相手の許諾を得ると、歩調を合わせることになると伝える

　他の業界の経験者では、医療界の慣習にとまどうこともあるかもし

# ❶新入職者日誌

入職したばかりのもの（上）に比べて、入職して 3 週間経過したもの（下）は、
新人の書き込み内容も増えています。

＊エモーショナル・スケーリング：中島輝氏が提唱したものを活用しています

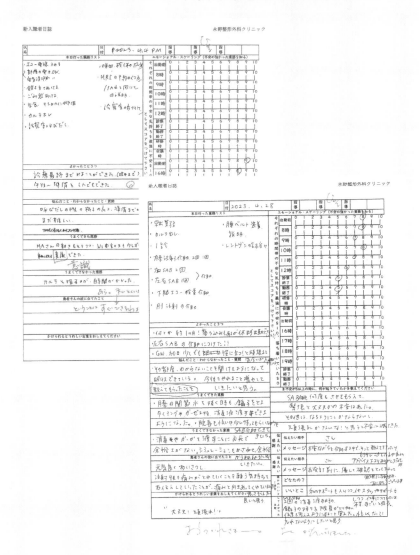

れない。相手の経験を尊重しつつ、アップデートしてもらうよう話しかけることも大切なことと伝える

②新人がメモを取ってるところや積極性のある行動や態度が見られたら、その場で、「good job！」とか「そこをメモってくれたのはいいね」とか「今の返事で、こっちもやる気が出るー！」など、フィードバックする

　小さなフィードバックでモチベーションが上がることもあると伝えておくと先輩スタッフの指導力が上がると思います。参考までに、永野整形外科クリニックで新人に入職してしばらくの間、毎日提出してもらう新入職のリフレクションシートの実例を紹介します（❶）。新人の書き込みに対して、赤字でコメントを入れてフィードバックしています。

意識改革したい

# CASE 4.

# 備品の故障を知っているのに 放ったらかし

## 点検を定期業務にするしかない

#開業12年目　#備品故障　#放ったらかし　#定期点検

## ■ CASE

　患者さんから待合室の「自動血圧計が壊れている」と指摘があったので、スタッフに聞いてみた。すると、「そうなんですよ。ちょっと前から壊れて使えないんです」と他人事のような返事に驚いた。イラっとして、「見つけたときに報告してくれたらいいのに」というと、「すみません。報告しようと思ってたんですが、忙しくて忘れてました」ということだった。

　これを機に調べてみると、この他にも、待合室にあった置時計がなくなっているのに気づいて聞いてみると「電池を入れ替えても動かなかったから片付けたんです」とのこと。さらに、倉庫にはリハビリ室専用に買った掃除機が使われておらずホコリをかぶったまま置いてあった。これも聞いてみると「吸わなくなったから」と言う。試しに調べてみると、ゴミがいっぱいで吸わなくなっていただけだった。

　壊れていて使えないんだったら報告すればいいものを、自分たちで勝手に判断してそのまま放置、原因追究することもしていない。それも注意すると、他人事のような返事しか返ってこない。こんな場面がいっぱい出て来て、こんなことも期待しちゃいけないんだと悲しくなる。落ち込んでいても放置が続くだけなので、どうにかしないといけない。

## ■考えたこと

　スタッフがその「備品の不具合に気づかない」、「気づいても報告も

しない」という話はよく聞きます。

　問題は、事例のように患者さんに不便をおかけすることがあることです。スタッフも患者さんの対応に追われているので、「また今度報告しよう」とか「私でなくても誰かが言ってくれるだろう」と思って、結果として放置されることになったという背景もあるようです。

　しかし問題は、スタッフにとって日常業務に比べて不具合のある備品について、報告したり修理依頼をすべきという意識の優先順位が低いことです。もっと関心をもってもらわないといつまでも現状のままです。

　一般的に開業して10年も超えると、いろいろな備品に不具合が生じてきます。修繕や買い替えが必要になるものです。一気に新しくできたらよいのですが、たいていの場合、財務的に無理なことなので、故障した備品、あるいは機器の不具合を事前に見つけ、そのつどどうするかを検討するしかありません。患者さんに不便をおかけしないこと、そして、できれば計画的に新しくしていくことを考えないといけません。

---

**●問題のポイント**

☑ 備品が壊れていても放置されたままだった

☑ そのことがスタッフから報告されないので院長が気づかなかった

☑ 場合によっては患者さんに迷惑がかかる

☑ スタッフに故障の報告について問題意識がなさすぎる

---

## ■対処したこと

### [機器点検のチェックリストを作成し業務化]

　「報告するように」と言うだけでは、備品の点検をするという優先順位はあがりません。ですからこれを定期業務の一つにしました。

①毎月1回、「機器点検日」を設定

②各部署ごとに点検日の外来業務終了後に勤務者が確認。書類で不具合の有無を報告することにした

## ❷機器点検用のチェックリスト

診察室機器点検

点検日：2023年 4月 18日

点検者：

| No. | 項目 | 点検結果 | 清掃 | No. | 項目 | 点検結果 | 清掃 |
|---|---|---|---|---|---|---|---|
| 1 | 身長計 | 4/18 | ✓ | 20 | | | |
| 2 | 体重計 | 4/18 | ✓ | 21 | | | |
| 3 | 酸素ボンベ | 4/18 | | | | | |
| 4 | 救急セット（アンビュー、バイドブロック、喉頭鏡、薄管チュー） | 4/18 | | | | | |
| 5 | 滅菌パウチ | 4/18 | | | | | |
| 6 | オートクレーブ | 4/18 | | | | | |
| 7 | 血圧計スタンド | 4/18 | | | | | |
| 8 | 血圧計電動 | 4/18 | | | | | |
| 9 | ギプスカッター | 4/18 | | | | | |
| 10 | ナースコール子機 | 4/18 | | | | | |
| 11 | ナースコール本体 | 4/18 | | | | | |
| 12 | インカム | 4/18 | | | | | |
| 13 | タイマー | 4/18 | | | | | |
| 14 | スポットライト | 4/18 | | | | | |
| 15 | 体温計 | 4/18 | | | | | |
| 16 | 懐中電灯 | 4/18 | | | | | |
| 17 | 院内放送機材 | 4/18 | | | | | |
| 18 | 院内放送マイク | 4/18 | | | | | |
| 19 | 携帯電話 | 4/18 | | | | | |

報告事項

受付機器点検

点検日：R5年 4月 19日

点検者：

| No. | 項目 | 点検結果 | 清掃 | No. | 項目 | 点検結果 | 清掃 |
|---|---|---|---|---|---|---|---|
| 1 | 電子カルテ7号機 | ✓ | ✓ | 20 | 本 | | |
| 2 | 電子カルテ8号機 | ✓ | ✓ | 21 | トイレ1（水漏れや破損） | ✓ | ✓ |
| 3 | 電子カルテ11号機 | ✓ | ✓ | 22 | トイレ2（水漏れや破損） | ✓ | ✓ |
| 4 | 倉庫ノート電子カルテ | ✓ | ✓ | 23 | 空気清浄機 | 4/12 | 4/12 |
| 5 | 電話機・子機3台 | ✓ | ✓ | 24 | 消火器 | 4/10 | 4/10 |
| 6 | インターホン | ✓ | ✓ | 25 | シュレッダー | ✓ | ✓ |
| 7 | 自動ドア | ✓ | ✓ | 26 | 洗濯機 | ✓ | ✓ |
| 8 | レジスター | ✓ | ✓ | 27 | テレビ | ✓ | ✓ |
| 9 | コピー機 | ✓ | ✓ | 28 | エアコン1 | ✓ | ✓ |
| 10 | スキャナー | ✓ | ✓ | 29 | エアコン2 | ✓ | ✓ |
| 11 | プリンター | 4/11 | 4/11 | 30 | ノートPCセキュリティ期限 | | |
| 12 | ノートPC | ✓ | ✓ | 31 | インク（はんこ） | ✓ | ✓ |
| 13 | サーバー | 4/12 | 4/11 | 32 | 時計（時刻合ってる？） | ✓ | ✓ |
| 14 | 郵便受 | ✓ | ✓ | 33 | インカム | ✓ | ✓ |
| 15 | 観葉植物 | | | 34 | 体温計 | ✓ | ✓ |
| 16 | 車いす（破損・タイヤ空気） | 4/13 | 4/13 | 35 | 携帯電話 | ✓ | ✓ |
| 17 | ルーロ（フィルタ・破損・刷毛） | 4/13 | 4/13 | 36 | | | |
| 18 | 血圧計 | 4/13 | 4/13 | 37 | | | |
| 19 | ウォーターサーバー | | | 38 | | | |

報告事項

特に異常はありません。

③点検項目は遺漏がないようにチェックリスト（❷）を作成して一つ
ひとつ確認することに（車の定期点検のようなシステム）

## ［機器や備品に関心をもってもらうことができた］

スタッフからは「動作に問題はないが見た目がボロボロ」、「近いう

ちに限界がきそう」などの報告が出るようになりました。チェックリストにはない項目も自発的に追加して点検結果が記入されていました。

　機器だけでなく、待合室のイス、パソコンのアプリ（抗ウイルスソフト）の更新期日などの点検も含んでいます。おかげでスタッフに機器や備品に関心をもってもらうこともできました。その成果として、

① 突然の故障が少なくなり、事前に確認することで少し余裕もでき、修理すべきかどうかの検討、修理業者への連絡など、スタッフ自身が行うことで、任せられる業務が増えてきた

② その結果、スタッフ自身の問題解決力も向上するようになった

③ ただ「動きません」という報告だったものが「動かないので、○○会社に修理の依頼をしてもよいですか？」と報告も進化してきた

④ 修理や更新の時期が把握できるので、「これは今年に修理するが、あれは来年にまわす」など予算計画も立てられるようになった

## ［今後の課題］

・この業務が新しく入職してきたスタッフにもきちんと引き継がれること
・点検確認リストの見直しを定期的に行うこと
が残っています。

# 事の重大性を考えずに
# ただ言われたままに行動

## どう行動すべきかをフィードバック

#開業 12 年目　#問題意識の低さ　#見通しが甘い　#振り返りによる指導

## ■ CASE

　新型コロナ禍が騒がれ出して、いろいろなものが品薄になった時期。卸さんから「製造国のロックダウンで滅菌手袋の納品が遅れます」と連絡がきた。

　その連絡を物品管理を担当しているスタッフ C が受けた。ところがその C は、「はいわかりました」とだけ卸さんに返事して何も聞かなかったそうだ。あとで、その担当者から報告を受けたが、患者さんの処置に必要な物なのに、あいまいな返答だったので、時系列で卸さんとのやり取りを確認した。

　その時点で滅菌手袋など衛生材料の在庫はごくわずかで、処置件数により在庫切れとなるのは確実。「今、何でも品切れ状態だから無理を言っても仕方がないと思った」というが、なぜ、あっさりと受け入れてしまったのか呆れてしまった。クリニックに必要なものが「品切れになりましたので診療できません」と患者さんに説明できないのはわかっているはずなのに。今後のことを考えたら、他社に確認するとかどうにかして入手方法を考えるなり、なぜ院長に相談するなりできなかったのだろうか。前から思っていたことだが、この C は後先考えずに行動するところがある。

　経営する立場でいえば、自分で考えることができなくても、報告だけでもしてほしいと思う。これでは、管理業務を任せることができないと困った。

　他人事のように簡単に済ませてしまうのではなく、もっと問題意識を持っ

てもらうことはできないか。

## ■考えたこと

　相手の説明に反論し、ごねてでも「手に入れろ」と言ってるわけではなく、ただ、今後どうなるのかという確認もしないで受け入れたことが問題になっています。このように悪い事態ほど早くホウレンソウ（報連相：報告、連絡、相談）することができない、さしせまる危機を想像できない人は、どこの職場にもいるのが実情です。簡単に予測できる危機管理ができず、大切な患者さんのために粘り強く交渉したり、他の方法を検討することもなく、黙ってあきらめて報告もしない、そのことに強い不満を感じました。

　指示する立場からいえば、一言の指示で済むところをいちいち細かい指示をしていたら、時間がいくらあっても本来の業務ができません。そこで、いちど説明して次回は「自分で考えきちんとしてほしい」と伝えても、同じ場面でまた同じことの繰り返し。見通しが甘いというか、"自分の仕事"をするという「大事さ」になぜ気づかないのかとイライラするのは当然です。

　スタッフには、患者さんのために必要な業務であり、当事者として問題意識をもってもらうことが必要なのかもしれません。

### ●問題点
☑ 診療に必要な物品なのに納入遅れの連絡をただ受け入れた
☑ 納品の時期が不明なので診療や患者さんに影響する可能性がある
☑ 「自分で考えて仕事をするように」伝えてきたのに改善されていない
☑ 院長に報告・連絡・相談すべき事象やタイミングがわかっていない

## ■対処したこと

　まず、個別に面談しました。このケースを振り返って次回同じ場面になった場合、どう行動するかを改めて話し合いました。また同じ行

動をするなら、患者さんに不都合が生じるし、クリニックにとっても影響が大きいことを理解してもらうためです。そして、なぜ、今、振り返りをしているかということに気づいてもらうようにしました。

**["振り返り"を徹底するために実践したこと]**

①リフレクションフレームを活用

　・体験したこと（やったこと）は何か？

　　↓

　・その体験の中で起こった事実（自分はどのように行動し、どんな結果だったか）は何か？

　　↓

　・そのとき、自分はどんな気持ちだったのか？何を考えていたか？

　　↓

　・結果を招いた原因は何だったか？

　　↓

　・この体験から気づいたこと、学んだこと（次に同じことが起こったら自分がすること）は何か？得た教訓は？

　これらを時間がかかっても振り返る

②振り返りのなかで出てくる発言からそのスタッフの行動の背景と価値観を知る

　・「業者さんも物品が入ってこなくて困っているのに、いつ入ってくるのかと質問すると相手を責めているようで言えませんでした」

　・「そうは言っても連休明けには入ってくるもんだと思っていました」

　・「そこまで考えていませんでした」

　・「上司にすぐに報告して上司に変わってもらうと上司の負担を大きくすることになると思いました」

　などと、未消化状態であるがひと通り聴く

③このケースはヒヤリハットに該当すると考え、インシデント報告として書くように指示

④振り返りの後、様子を見て、自分で考え行動しリスク管理ができて

いる場面があれば、「good job」と声をかける

## ［振り返りの結果］

　個別面談では、つらい現実と向き合うこととなり、自分の対処の仕方の不備を責められていると考えたのか、泣き出しましたが、同じ場面で2回めのしくじりだったため、とことん付き合って徹底的に振り返りをしたため、本人の心に強く刻まれたようです。人によってはやり方で退職してしまったりすることもあるので、もともとの関係性が大切です。ふり返りはつらいものです。

　それ以降、不安を感じる場面もありますが、自分なりに気をつけようという姿勢も見られるようになりました。しかし、類似のケースに転じて活かすことができていないので、それも手間を惜しまず、そのつどフィードバックするようにしています。

　そして、今、彼女は退職したリーダーの後を継ぎ（自ら手を挙げてリーダーに）、その役目を務めてくれています。

CASE **6.** | 意識改革したい

# スタッフがカルテに差別的な内容を記述
傷つけないように配慮し問題点を伝えた

#開業8年目　#問題記録　#個人の価値観　#無意識のバイアス

## ■ CASE

電子カルテで、ある患者さんの記録の中にたまたま一人のスタッフの記録が目についた。そこには、「この患者さんはわがまま。在日外国人だからか……」と記載してあった。

記載したスタッフによると、「少し要注意の患者さんということを院内で共有したかった」ということらしい。

しかし、カルテにこんなことを記載するなんて。こんな差別的表現は社会的に許されないのがわかっていないんだろうか。もし患者さんから、カルテの開示請求があれば、患者さん自身が目にすることだってあるのに、どうするつもりなんだろう。

そんなことになれば、院長やクリニック全体の責任問題にもなる。

仕事ぶりは熱心だが、こんなに個人の価値観と人として求められるモラルを区別できないスタッフにどんな指導をすればいいのだろうか。

## ■ 考えたこと

スタッフの無意識のバイアスが表出する場面があります。たとえば、「生活保護の患者さんなのに診療内容が過多ではないか」という声が出たり、院内で走り回っている子どもさんを見て「こんなやんちゃな子の家って、たいていひとり親らしい」と、実際にシングルマザーのスタッフに話したりというケースを聞いています。いずれも無意識でのひと

25

言です。

　無意識であっても、本人に悪気がなくても、差別的な言葉を表出することは社会にも容認されませんし、まして、患者さんが知ることになれば、大きな問題になります。院内のことであっても、スタッフ間に禍根を残し、傷つく人もでるでしょうし、退職にもつながりかねません。

　このような発言や記録する人は、関係する何等かの体験を抱えていることが多いので、そこをていねいに聴き取る必要がありますが、まずはきちんと本人へのフィードバックが必要です。

---

### ●問題点
- ☑ カルテにスタッフが患者さんに対する差別的な記述をしていた
- ☑ 差別発言は社会的にも許容されることではない
- ☑ カルテ開示で患者さんが目にすると大きな問題になる
- ☑ 本人が無意識だとしたら気づかせる必要がある

---

## ■対処したこと
### ［すぐに本人にフィードバック］

　この CASE では、診療を終えたあと、本人と話をしました。いきなり叱責するのではなく、何が起こったのかを聴きました。そして、「差別発言であること」、「それをカルテに記載することは問題発生につながる」、「カルテ開示で患者さんが見たらどう思われるだろうか」など問題点を指摘しました。

### ［具体的な説明のポイント］

　必要に応じて、医療者は個人的価値観を脇に置き、モラルをもって患者さんに冷静に接し、また冷静に観察した記録を書くことが仕事であることを伝えました。

　根本的に本人の価値観を変えることは困難といえます。そこで、"医療者として最低限越えてはいけない一線"があることを示しました。

・スタッフ個人の価値観で、患者さんを傷つけることは絶対にしては
　ならないこと
・スタッフ個人の価値観で、患者さんの価値観に対して「間違っている」、
　「正しい」という審判をすることは業務にないこと
・ルールを守らない患者さんに対しては、患者さんの価値観への批判
　は無用であり、必要な行動をとっていただけるよう、粘り強く交渉
　する姿勢が必要である。ルールを守ってもらうよう伝えることは問
　題ない。それがクリニックの価値観である

**［クリニックの責任者としての立場を明確にする］**
　　同様にたとえスタッフ同士の仲間内の雑談のなか、和気あいあいの
雰囲気のなかの一言であっても、
・クリニックの現場（診察室も休憩室も）は、相手の人権が守られる
　場でなくてはならない
・職場ではクリニックの価値観に沿って行動してもらう必要がある
このようにクリニックの責任者としてクリニックの価値観を強く示す
ことが重要と考えました。

# 院長宛の親展郵便を勝手に開封して放置

## 知らないことは教えるしかない

#開業4年目　#そんなことまで教えるの?　#今どきの若者　#院内SNS利用教育

### ■ CASE

　ある日、診療が終わってスタッフもみな帰ったあと、診察室に戻ったら、机の上に院長宛の簡易書留・親展の郵便物が開封されて放置されていた。確かに郵便物はスタッフがチェックすることになっている。しかし、個人宛の私信は区別してくれると思っていた。書留は院長の自宅が不在がちなこともあって、届け先をクリニックのほうに指定している。それが、まさか銀行からの院長個人宛の親展・書留郵便を勝手に開封するなんて本当に考えられない。しかも院長に直接手渡すわけでもなく、誰もいない机の上にポンと放り出していたことにキレそうになった。

　翌日、スタッフに聞いたところ、「書留」、「親展」の意味をよく知らなかったらしい。これは当たり前の常識だろうと考えていたが、その常識もないなんて、本当に信じられなかった。

### ■考えたこと

　世間では常識と思われていることが、世代によっては知らない人が多いというケースはよくあります。たとえば、「1ダース」に何本入っているのか知らなかったり、「最寄り駅」の意味がわからなかったりといったケースをよく耳にします。

　「常識がない」というより、世代によって関心事が違うので「常識」の範囲も違うのではと考えています。

28

　このケースでは、開封したスタッフに他意はあったわけではなく、単に知らなかったということだけのようです。それにしても、どこまでの常識が通じるのか、そんなことまでいちいち教えなきゃいけないのかとうんざりしてきます。

●問題点
☑ 院長個人宛の親展・書留郵便が勝手に開封された
☑ 開封後、院長に手渡すこともなく机上に放置されていた
☑ 開封したスタッフは私信も同じ扱いでよいと思っていたようだ
☑ そもそも「親展」、「簡易書留」の意味を知らなかった

## ■対処したこと
### [知らないことは教えるしかない]
　「教えたこと」を「覚えてない・できない」のであれば、叱っても構わないと思いますが、「教えていない」ことを「知らない・できない」ことに、いちいちキレたり爆発しても解決しません。

### [必要な知識を教えるポイント]
　そのうえで、知らないのですからイライラするのもおかしな話です。知らなければいちいち教えることにしました。また、「知らなかった」ことを確認することも大切と考えています。
①知らないことに気づいた時点で教えるのがポイント
②場合によっては、同じように知らないスタッフもいると考え、院内SNSで「○○ということが理解されていないようなので知らせます」として流し、共有する
③SNSで説明するとき、根拠になる情報、たとえばアクセスしやすいネットのサイトを紹介すると読んでもらえたり、教える負担が減る（❸）
④世間の良識とされるマナーもときによっては、手取り足取り教えることも必要となる

29

## ❸永野整形外科クリニックのSNS活用例

**#全スタッフgeneral** ⌄ 　全社的なアナウンスと業務関連の事項

4月26日 (水) ⌄

Hikaru 07:00
【消毒薬管理】
2023_4月担当者
@　　　　@　　　　@　　　　@
消毒液交換・残量チェック
【業務内容】
① 消毒液のチェック
毎週木曜日に、担当者が確認シートを持ち各部署の残量を確認する。
ボトル残量をチェックし、日付を入れる。　横線　日付(6/1)
自動手指消毒器は、マスキングテープの上に横線　日付(6/1)
担当は各部署1ヶ月単位での輪番制とする。
②チェック後、　　　　に報告する。（不在時、　　　　）
③担当者は、消毒液が1ｃｍ未満の状態（手動・自動）で、新しい消毒液に交換をする。

⏱ #全スタッフgeneral へ送信する 7 件のメッセージの送信日時が設定されました。
送信日時を設定したメッセージすべてを表示する

・たとえば、患者さんから頂きものがあった場合のお礼を伝えるとき など、言葉だけでなく態度も示して、どんなタイミングで伝えたら よいかもていねいに教える

　［例］

　頂いたとき「ありがとうございます」とお礼をするのはもちろん、 つぎにお会いしたとき

「先日はありがとうございました」と改めてお礼するとていねいであ ると伝える

　スタッフ同士で何かしてもらったら「助かります」、「ありがとう」 と言葉を添えることも大切であり、そのような機会を増やす

⑤事前に「○○のこと、知らなかったら説明したいけど、どこまで知っ てる？」と聴いたり、伺ってから説明すると、スムーズな対応をし てくれる

・「こんな常識的なことを教えて、相手は気分を害さないだろうか」と 気になるかもしれないが、若いスタッフにとっては知らないことな ので、案外素直に聞いてくれる

# CASE 8.　意識改革したい

# 診療報酬改定準備に 関心がなさ過ぎるスタッフ

## 改定時にやるべきタスクリストを用意した

#開業6年目　#ちょっとは気にならないか？　#指示待ち　#タスクリスト　#診療報酬改定

## ■ CASE

　もうすぐ診療報酬改定だから準備が大変。電子カルテのアップデートや届出も必要だし、4月から窓口の料金も変わるので患者さんへのお知らせのために掲示物やホームページにお知らせしたり、説明の仕方を考えたりと、することはいっぱいある。

　2年おきとはいえ、今回の改定は早めに準備したいと考えて、スタッフと打ち合わせをしようと思っていたが、スタッフの反応がにぶい。

　これまで何度も診療報酬改定を経験しているのに、スタッフはあまりにも関心がないことにがっかりした。「どうせ院長やリーダーがやってくれるから関係ない」と思って、指示があるまで手をつけないつもりのようだ。いつものことだが、4月1日の直前になってバタバタして、電子カルテメーカーの電話が混雑してつながらないとパニックになるのがわかっているのに、他人事みたいな顔をしている。

　院長だけでは準備も進まない。スタッフ自身も関わってくることなので、もう少し主体的に余裕を持って診療報酬改定の準備をしてもらわないと困る。どうしたら当事者意識をもってもらえるのか。

## ■考えたこと

　2年ごとの診療報酬改定のときは、病院ほどではないにしても診療所でもいろいろ作業が必要になります。

変更されるところ、新設されるところを調べないといけませんし、新設加算されるものがあれば、施設基準を確認したり届出も必要だったり。院長だけではなく、電子カルテのコメントやセット作成などにスタッフも一緒になって対応しなくてはなりませんが、一部のスタッフが他人事な気分でいるので気になるところです。多くのクリニックでは、毎回直前になってバタバタされる傾向があります。

　大きな改定になると、膨大な情報から必要な情報だけを拾い出すことはとても大変です。準備にいっそう時間がかかります。スタッフに前もって分担させようとすると担当者ごとに説明が必要です。診療報酬改定だけでなく、患者さんの負担割合の変更のときも、決して院長／院長夫人だけの問題ではなく、スタッフ自身も関わりがあります。もっと主体的に考え動いてもらうために意識を変えてもらう必要があります。

●問題点
☑ 診療報酬改定の準備をしないといけないのにスタッフたちが無関心
☑ 患者説明や電子カルテのテンプレ変更などスタッフが関わることも多い
☑ 直前になってバタバタと準備すると通常より時間のロスが大きい
☑ 他人事のようなスタッフにも関心をもってもらわないと進まない

■対処したこと
[改定のポイントとなる情報をスタッフと共有する]
　院長／院長夫人としては、
・事前にざっと中医協資料に目を通し、自院に影響がある項目の確認
・コンサルタントに聞いたり、インターネットサイトで調べたりして、改定のポイントを知る
・情報がまとまったら、スタッフに知らせて情報を共有する
という流れになります。
　この段階からスタッフ自ら行動を起こすことができれば余裕で準備ができます。

**❹診療報酬改定時のタスクリスト**

☐診療報酬改定で自院に必要な項目の内容把握
- ・中医協の情報
- ・厚労省の情報
- ・税理士・コンサルタントにも相談
- ・インターネットでも検索

　などの動向確認

☐スタッフへ改定事項とクリニックへの影響などを周知してもらう
- ・ミーティングで説明
- ・院内 SNS で通知

☐診療報酬改定によって変更が必要となるオペレーションのチェック
- ・現場と調整し業務フローを確認

☐患者さんへの周知
- ・ホームページ掲載
- ・院内掲示
- ・デジタルサイネージ、など

☐カルテのアップデートとカルテベンダーとの再確認

## ［やるべきことのチェックリストを用意］

　「診療報酬改定時のタスクリスト」を用意しました（❹）。これをスタッフに理解してもらい、ルーチンとなるよう意識を持ってもらうことにしました。

# 毎年同じことなのに
# 連休の休診準備が今回も不完全

## チェックリストを用意して輪番制に

#開業15年目 #また抜けてる!! #長期休診前準備 #準備不足 #チェックリスト

### ■ CASE

　ゴールデンウィークの前日。長期休診となるため準備することは多い。患者さんに休診日のお知らせをするために、ポスターを掲示したり、ホームページでもお知らせしたり、診察券を返却するときに患者さんに休診のお知らせプリントをお渡ししたり。薬局や業者さんにも休診期間を通知済み。しばらくお休みするので、機械のセッティング、留守番電話のセット、戸締りもしっかり確認した。

　また、連休明けにすぐにふだん通りに診療できるよう、物品や衛生材料など在庫の確認など、できることはしたつもり。

　ところが、スタッフが全員帰って、念のため、いろいろ確認したところ、ネットでの予約とweb問診がそのままになっていて、連休日でも送信できるようになっていた。ネット予約の操作を知らなかったので、あわてて帰宅したスタッフに電話を入れ、操作を方法をきいて、何とか休診設定することができた。

　毎回のことなので、スタッフにお任せでも大丈夫と思っていたが、すべて完了することができなかったのが残念。

### ■考えたこと

　クリニックでは、ゴールデンウィーク・年末年始・お盆・院長の学会出張などのとき連続休診があります。これは毎年のことです。毎回

同じことなのでスタッフにお任せでも大丈夫と思っていたが、漏れがあった……ということです。

　事情を調べると、これまで休診前の準備はベテランスタッフ個人がノートにメモしておき、そのメモを見て記憶を頼りに準備をしてたようです。しかし、1年の間にスタッフの入れ替わりがあり、引き継ぎはあったものの、完全ではなかったようです。

　毎日のルーティンは新人も覚えていくものですが、連続休診や年度末の棚卸などの必須ではあるけれど年に数回だけの業務は、スタッフの記憶やメモだけで遂行するには限界がありました。

●問題点
☑ 年に2〜3回とはいえ慣例の長期休診前の準備に不備があった
☑ 診療後に院長が帰るころになって不備に気づいた
☑ スタッフ任せでも大丈夫と思っていたが漏れがあった
☑ ベテランスタッフのメモと記憶だけでは完全ではないことがわかった

## ■対処したこと
### [誰もが確認できるチェックリストを用意]

　このような業務は、スタッフが入れ替わることで、うまく引き継がれないことが多いので、誰もが手順を確認できるチェックリストを用意することにしました（❺）。

　チェックリストの活用にあたっては、
①チェックリストでチェックする担当者がいつも同じ人にならないように事前に指名した
②デジタル化で院内に新しいシステムが導入されることも多くなったので、チェックリスト担当者は、チェックリストの更新が必要かどうかも検討するようにした
③チェックリスト担当者は輪番制とすることで、スタッフ全体にリストの内容、ひいては業務全般が浸透するようにした
　これで、いちおうの準備の設定漏れはなくなったと思います。将来

## ❺連休前と連休後の準備すべきことのチェックリスト

受付連休☑ シート

| No. | 項目 | | 連休 1 ヵ月前〜最終終業時 | 実施 |
|---|---|---|---|---|
| 1 | 休診の告知 | 1-1 | クリニック内ポスター掲示で告知 | |
| | | 1-2 | 領収書で告知 | |
| | | 1-3 | 待ち行列で告知 | |
| | | 1-4 | ホームページで告知　　○○に依頼 | |
| | | 1-5 | レジメッセージで告知 | |
| | | 1-6 | SNS・デジタルサイネージなどで告知 | |
| | | 1-7 | 最終日シャッター前に掲示 | |
| 2 | 新聞配達<br>中止連絡 | 2-1 | 連絡先：○○新聞配達所　○○-○○○○ | |
| | | 2-2 | 中止期間：休診中に来院予定の患者さん<br>がなければ休診期間 | |
| 3 | 両替 | 3-1 | 連休明け十分に対応できるよう準備 | |
| 4 | 予約システム | 4-1 | 予約クローズ箇所設定・確認 | |
| 5 | 問診 | 5-1 | Web 問診の受け入れ設定の確認 | |
| | | | 通常の終業時の☑ | |
| 6 | 紙切れ☑ | 6-1 | 受付・リハ室プリンタ | |
| | | 6-2 | 受付コピー機 | |
| | | 6-3 | 1 診プリンタ | |
| 7 | 留守電メッセ<br>ージ入替え | | 「はい、○○クリニックです。○月○日から○月<br>○日まで休診させていただきます」 | |
| 8 | 休診期間の<br>受診患者の<br>対応 | 8-1 | 休診期間の受診患者の有無を確認 | |
| | | 8-2 | あれば、カルテなど必要なものを準備 | |
| | | 8-3 | あれば、開いている薬局を確認 | |
| 9 | 薬局 | 9-1 | 薬局へお知らせ | |

受付連休明け☑ シート

| 1 | 掲示物撤去 |
|---|---|
| 2 | 待ち行列休診情報訂正　何日から通常通りかわかるようにする |
| 3 | ホームページ休診情報修正 |
| 4 | 休診期間の受診患者さんあれば、会計に関する処理 |

的には、チェックリストを院内の SNS で共有することで紙資源の節約
にもつなげたいと考えました。できればマニュアルにして、業務内容
もまとめておきたいとも思っています。

CASE **10.**  手順を見直す

# 院内DX化に理由を挙げて いちいち反対

## スタッフの懸念を聴き選定段階からの参加に

#開業2年目　#院内DX化　#スタッフからの拒絶　#ビジョンの共有　# ITで楽にならないスタッフたち

### ■ CASE

　新型コロナ感染症対策として、非接触式の支払い方法の導入をはじめ、レジの自動化、オンライン診療、web問診・予約システムなどデジタルシステムは避けられないと考え、導入を計画した。それをスタッフに伝えたところ、いきなり反対してきた。

　スタッフのなかでも強固に反対する者は「患者さんに不親切だ」などとさまざまな理由をあげて批判し拒絶した。システム導入を批判しなかったスタッフもいたが、実は従来のやり方にこだわって、強固に反対するスタッフの肩をもっている感じだった。

　スタッフにもそれぞれの考えがあるのは承知している。しかし、今のタイミングで、DX化による業務改善に慣れていかなければ、オンライン資格確認や電子処方など国のDX化にもついていけなくなる。

　どうすればスタッフに新しいやり方を受け入れてもらえるのか。

### ■考えたこと

　院内のシステム、とくに院内DX化に対するスタッフの拒否感は、最近、多くのクリニックで聞かれます。電子カルテの導入で、スタッフが入れ替わった例も多いようです。

　このように院内の新しいシステムへの切り替えにスタッフが反対する理由は、いろいろあるようですが、一つには、新しいシステムに「自

38

分が対応できないのではないか」、「技術的に付いていけないのでない
か」という恐怖感があるけど言えないからだと思います。また、新し
いものに比較的拒否感の少ない若手に比べて、なかなかなじめないベ
テランには、自分の優位性が失われるという警戒感もあります。しか
しその一方で、新しいものに"なじまない"ということで組織内での評
価が下がるはずなのに、それを心配はしていないようです。

　オンラインによるレセプトをはじめとして、これからの政策に対応
するためにも医療現場のDX化は避けられません。スタッフにも思い
や都合もあることはわかりますが、経営する立場として最適なシステ
ムを決める責任があります。スタッフと一緒にビジョンを共有して新
しいシステムへスムーズに移行するには戦略が必要です。

### ●問題点
- ☑ 院内をDX化したいがスタッフが猛烈に反対している
- ☑ 説明してもできない理由をたくさん列挙して拒絶する
- ☑ 直接拒絶しないものの受け入れたくない行動をするスタッフもいる
- ☑ 今DX化を進めないと後になって新たに苦労することが目にみえる

## ■対処したこと
　DX化は必然的なものでした。しかし、新しいシステムを導入しよう
とすると、一からの習得となるため効果が出るまで時間がかかる移行
期が出てきます。その間は手間がかかるのもやむなしと考えました。

　そこで、新システムの導入を強硬に推し進めるのではなく、まずは
現場の状況を知るべきと考え、スタッフの声に耳を傾けることにしま
した。

### [導入の意義について話し合い]
①他院の状況や他業種でのデジタル化（DX）の状況と世間のDX化の
　受け入れ状態を調べ説明しました。
・他のクリニックや医療機関でDX化が進み、「もはや避けられない状

況」であることをスタッフに知ってもらい、「今導入しなければならない」と危機感を訴えた

②スタッフの中で誰の発言が一番影響力があるのかを確認しました。

・影響力のあるスタッフが導入に積極的になれば、そのスタッフが必要だと考えるのであれば、と同意してくれるスタッフも増えてくる

③反対意見については、反対する本当の理由を把握しました。

## [導入すべきシステムの具体的話し合い]

①自院にはどんな方法がマッチするのか、どの方法がスタッフに受け入れやすく抵抗やトラブルを少なくできるのかを検討しました。

②導入予定のシステムへの不安や懸念していることについてスタッフに聴き取り調査を行いました。

・その不安や懸念事項について対策を立てられないか、別の視点で考えられないか、ミーティングで話し合ってみる。できれば業務改善委員会として対応する。そして、全員で乗り越えられるように支援

これらを行った結果、気がつけば始めることになっていました。

## [スタッフの懸念事項を確認]

　少しずつ理解も進んで具体的なシステムの検討に入りました。

　たとえばweb問診システムの導入では、スタッフと話し合いをしたところ、①端末が足りないときの対応、②QRコードを読むのか、③スマホを持ってない人への対応、④不具合の対応サポートの時間、など引っかかりを覚える部分が多数出てきました。そこでシステム業者さんの選定の段階のプレゼンからスタッフにも参加してもらい、選定後もいろいろな設定で長期間にわたって付き合ってもらいました。スタッフにも問診項目作成に時間をかけ準備してもらいました。

## [ゴールの基準と時期の設定]

　「ゴールデンウィーク明けからweb問診を開始する」としました。

　また、手法に合わせて話し合って、スタッフそれぞれが役割分担を

して新しいシステムに対応できるようにしました。

　そのゴールの３週間前に全スタッフに問診入力方法や管理の説明会を開き、３週間の中で自分が患者になって入力したり、案内を練習することも実施しました。

### [導入後の調整]

　それ以外の QR コード決済については、説明をしてから２週間ほどで導入できました。

　バーコードレジは、他の業種でのデモンストレーションを見て案外早く導入できました。

　ワクチンの予防接種を google フォームでネット受付を開始したところ、予想以上に予約を受けたためワクチン数の管理にスタッフが追い付けない状況になりかけましたが、電話に時間をとられて業務を遮られる頻度が減ったことにスタッフは満足していました。

# 院長の急病で臨時休診 スタッフだけの対応が心配

## スタッフの本心を知ってチームづくりに活かす

#開業14年目　#院長の急病　#臨時休診　#院長不在時の対応　#スタッフの思い

## ■ CASE

　新型コロナウイルス感染症（COVID-19）の感染が拡大していた頃、院内で感染が発生した場合に備えてスタッフの体調管理の把握、抗原検査の実施、クラスター発生の予防、などに取り組んでいた。ちょうどそんなとき、院長が感染してしまった。スタッフの一人が発熱からPCR検査により陽性を確認し、さらに院長と看護師も陽性であることが判明したことから、臨時休診の措置をとることになった。院長妻の私も濃厚接触者となることからクリニックに出ることができず、スタッフに指示して現場を任せることとなった。

　休診の間、出勤するスタッフと休暇をとるスタッフに分かれたが、出勤したスタッフには毎朝、検温・体調の報告を院内SNSを通じて報告してもらったうえで、急な休診で患者さんに混乱が生じないよう、対応してもらったり、バックヤードなどを消毒してもらうなど、休診であるものの業務を続けてもらった。

　スタッフとはSNSで指示したり報告を受けたりしていたが、そのやりとりのなかで、

「院長も奥さんも大丈夫ですか？　何か必要なものがあれば届けますよ」、「（自身も感染して）ご迷惑をかけてすみません」、「念のため（当院の）となりの内科クリニックで検査を受けようと思ってるんですが、もし陽性だったら、迷惑をかけることにならないでしょうか」

といろいろ心配してくれて前向きなスタッフがいる一方、

「私、当日、診察室にいて、今、体温が37℃なんです。どうしたらいいですか?」、「(必要な連絡事項を報告したあと、朗らかに) 大丈夫!異常なしです」と自分のことだけを心配したり、急な休暇となったことを喜んでいたり、ふだんは知ることのなかったスタッフの本心をうかがい知ることになって、気をよくしたり悪くしたりすることになった。

## ■考えたこと

　感染した院長も濃厚接触者となった院長夫人もクリニックの現場に出られず、経営の責任者が誰もいないなか、出勤できたスタッフたちだけで休診中の業務を続けていたとのことです。その間、院長とは電話で、院長夫人とはSNSでやりとりをしました。

　院長夫人にとって、涙が出るほどうれしかったやりとりもある一方で、今まで関係は良いと思ってたのに「薄情だ」と思える言動もみられたことで、いろいろな感情が表出するのは無理もありません。いずれも正解や間違いというわけではなく、ただ、その人らしさが現れていると思えました。

　ただ、一連のやりとりのなかで、周囲のモチベーションを下げる言動や非協力的な行動をするスタッフがいたり、有事のリーダーシップが見事なスタッフもいることがわかりました。アクシデント下ではありますが、今後のチームづくりをいろいろ考えるきっかけとなりました。

## ●問題点
☑ 院長が新型コロナウイルス感染症に感染した
☑ 臨時休診となり院長不在で出勤できるスタッフだけで業務をした
☑ 院長を気づかうスタッフがいるがネガティブ反応を示す人もいた
☑ これまでわからなかった個々のスタッフの本心を初めて知った

## ■対処したこと

### [記録する]

　いろいろな発見があり、改めてスタッフの考え方に驚いたりしたこともあったので、この一連のやりとりを振り返りシートに記録して、あとで参考にすることにしました（❻）。その目的は、
・スタッフの有事のリーダーシップの能力やスタイルを評価できる
・後日、自身のチームづくりや危機管理に反映する
ことです。

　スタッフとの関係の質を改めて考える機会になりました。著名なダニエル・キムの「組織の成功循環モデル」にあるように、信頼関係の構築がうまくいってると思えたスタッフ、思うほどでもなかったスタッフ、が明らかになったと思えました。

　スタッフの反応により明確になる関係の質は、結果の質につながっていますし、関係の質が低いスタッフの思考には、驚かされることもあります。

### [頑張ってくれたスタッフへのインセンティブ]

　出勤して業務を続けてくれたスタッフには特別手当を支給しました。
　院長もその妻も出勤できないため、出勤したスタッフにはいろいろな場面で判断が必要だったため負担をかけたと考えました。そこで、出勤したスタッフには、
・お弁当や休憩時のおやつを差し入れ
・感染のリスクも少なからずあると考え、特別に「危険手当」を支給
　クリニックにとって臨時休診による収入面でダメージがありましたが、頑張ってくれたスタッフへの手当の支給は当然なことと考えています。

## ❻院長夫人の振り返りシート（コルブの「経験学習モデル」をもとにメモ）

**■具体的経験の書き出し**
・○月○日＝院長・スタッフ 2 名コロナ陽性確認○月○日 -○月○日の臨時休診 ○月○・○・○日爆発混雑
・休診による経済的損失・信頼の失墜はある程度小さく抑えられたか？ありがたいスタッフの発見
・活動の中での私の役割は、クラスターの防御・スタッフの健康管理・休診時対応の指示・スタッフの不安対応
・貢献したことは、コロナ対応方針の決定
・活動の中で私が最も時間を使ったことは、スタッフへの連絡（指示内容が多種多様で膨大だった）

**■経験の振り返り**（経験を多様な視点から振り返り、新しい発見や意味を見出す）
・良かったことは、受付スタッフが連携できていたこと。クラスターにならなかったこと。患者さんから温かく接してもらえたこと。窓口が大きく混乱しなかったこと
・改善が必要だと感じたことは、リハ予約患者さんなどへの連絡手段にメールがほしかったので、予約システム導入の検討・診察室の応援にいっても手が出しにくいので、応援できるようにならっておきたい
・印象に残っている経験は、ナースの新人さんの最終 23:00 。○○さんのハッスル・・経験を通して感じたことは、なんとかなったー 抱いた気持ち＝リーダーを誇りに思う。○○さんの有事のリーダーシップと日常について考えた。ナースが有事を活かせない。
・分かったことは、リーダー優秀　○○先生の指示のありがたさ・的確さ

**■持論化**（学びや気づきをその他の場面でも応用可能なように持論化する）
・ポイントをまとめると？→リーダーは極める方向へ・有事のリーダーシップを日常のそれと使い分ける
・方程式化、定理化、マニュアル化すると？→コロナ対応第 1 フェーズ スタッフ健康管理・患者対応　第 2 フェーズ 休診中の管理・対応 第 3 フェーズ 経済的損失を最小限にとどめる
・今回得られた重要な教訓は何ですか？　○○先生を困ったら頼る
・他の場面でも応用するにはどうする必要がありますか？　危機管理の定期研修やガイドブックを作成運用

**■新しく試すことを極める**（考え出した持論を活かし、次にどのような実験・検証を行うかを考える
・次はどんなことに挑戦しますか？→今回の活動のまとめと記録・研修・ガイドブック作る
・今回の活動を通して新たに得られた選択肢はありますか？→感染対策・○○先生に連絡する
・次回、より高いレベルの成果を得るために何をしますか？→もっとはやく○○先生にきく→リーダーのようなメンバーを増やしておく・人材育成
・次回はどのような指標を重視しますか？→休診中の休暇中渦中のメンバーの思いや行動

# 電話をうまく避ける人がいて業務量に偏り

## 持ち場を細分化してローテーション

#開業４年目　#業務にかける労力を意図的に減らす　#仕事の多い人・少ない人　#業務のローテーション

## ■ CASE

　受付スタッフは３人体制。受付業務と会計業務の役割は決まっているが、電話に関しては、かかってきたとき手の空いてる人がとるようにしている。しかし、電話に出る人がいつのまにか決まってきて、同じ人ばかり取っている。

　状況を見てると、電話をとるスタッフは電話が鳴れば反射的に手を伸ばしているが、電話を取ろうとしないスタッフは、「誰か電話に出てくれないか」と様子をうかがっている。電話を取らずに済むようと考えているフシがあって、積極的には電話に出ようとしない。結果的に業務が電話に出たスタッフに偏る。

　一人のスタッフが電話をとればとるほど、そのスタッフの業務が中断し、さらにその電話によって新たな用事も増えて、業務がたまって積み上がっていくばかりだ。一方、電話に出ないスタッフはそうはならない。

　電話が鳴ればさっと出たほうが患者さんをお待たせせずにすむ。「誰かが取ってくれるだろう」と電話に消極的で難を避け、できる業務ばかりを行い、難度が高くて判断が必要になる業務からは「逃げるが勝ち」を決め込んでいる。これでは、このスタッフはチームのお荷物でしかなく、周囲の不満はつのるばかりだ。

## ■考えたこと

　診療科の違いや予約制の有無などによって、受付の人数は違ってきますが、だいたい１〜３人くらいで配置されているクリニックが多いと思います。その限られた人数で様々な業務を分担し、電話に関しては、取れる人が取ることになっているのではないでしょうか。しかし、実際には、電話応対は、得意な人・不得意な人がいます。患者さんからの電話では上手に対応できないのではという不安があることも考えられますが、なかには電話が鳴るとわざと席をはずす人もいます。このような人は、他の業務に関しても「誰かがやってくれるだろう」と積極性に欠けることは確かです。

　人間関係も大いに反映されるところですが、ルールがなくても協力し、誰もが臨機応変で対応できるようにしたいと考えるのが望ましいのは当然です。

　ただ、協力体制が自然に生まれないことは多くあります。むしろ、本人たちに任せると、自分がやりたいこと、苦手なことが決まってきてしまい、代わりがきかなくなってしまうこともあり、これが偏りにつながると思います。かといって、細かく分担を決めると臨機応変に対応できないことにもなります。

　消極的なスタッフが逃げられないようにする、そして業務に慣れ、できるようになってもらうにはどうしたらよいでしょうか。

### ●問題点
☑ 受付の電話を同じ人ばかりがとっている
☑ 電話をとるたびに業務が中断するため業務がたまっている
☑ 「誰かがとるだろう」電話に積極的に出ないスタッフがいる
☑ 結果的に電話に出ないスタッフが「逃げるが勝ち」になっている

## ■対処したこと
### ［業務を３つのカテゴリに分けてローテーション］
　多くのクリニックの受付業務は、ふつう大きく受付業務と会計業務

に分けられていると思います。しかし、私は、受付業務の内容が明瞭になるよう、もう少し細分化して、持ち場ごとに３つのカテゴリに分け、それぞれ［守備］・［フロア］・［ラウンド］と名付けてみました。

| | |
|---|---|
| 守備 | チェックイン・会計・保険証の確認などを主な守備範囲とします |
| | 主な業務：カルテのチェックイン管理・会計管理を行い、日報・月報の出力・現金合わせ・両替・新患登録など |
| フロア | 待合室を守備範囲として、患者さんへの臨機応変な対応が求められます |
| | 主な業務：患者さんへの説明・クレーム対応・予約業務・待合室患者さんへ配慮（車イス、タクシー手配）・トリアージなど |
| ラウンド | 個人ファイルの移動・電話・受付前の患者さん対応を守備範囲とし、院内の往来を一手に引き受けます |
| | 主な業務：早出業務・個人ファイルの扱い・診察券の受け取り・他部署との行き来とメッセンジャー・電話対応・保険証のダブルチェック |

　そして、受付スタッフは、この３つの持ち場を日替わりのローテーションで変わるようにしました。誰かが患者さんにかかりきりになっても他は業務を前に進めます。
　各持ち場の優先業務を決めておくことで多種な業務の経験を積み、担当の持ち場ごとに視点を変える、ここで協力してほしいという相手の立場や思いなども受け取る学びも深まるかと考えてのことです。

### ［担当した業務の責任の所在を明確にする］
　たとえば、電話応対は、［ラウンド］の役割です。ただし、他の業務で手がふさがっていれば、［フロア］の役割担当者が電話をとります。要は、持ち場ごとの業務は、その役割のなかで優先順位を決めておく

ということです。たとえば、［ラウンド］担当者が出られなかった電話を［フロア］担当者が受けたら、その内容を［ラウンド］担当者に伝えます。

　こうすることで、各持ち場ごとの業務の責任の所在を明確にすることができ、業務に消極的ではいられなくなります。

## ［持ち場ごとのキャリアパス］
　持ち場ごとの特徴で考えると、［フロア］は、臨機応変の対応が求められるため、経験豊かで高めの知識の習得が要求されます。そのため、担当できるスタッフも限られてきます。［ラウンド］は受付終了とともに、定時で上がれる持ち場といった認識もあります。掃除の分担なども決まっています。

　まず新人には、［ラウンド］と［守備］業務を習得してもらい、そして経験や知識が豊富になったら［フロア］を担当してもらいます。キャリアパスを考えるなら、［ラウンド］→［守備］→［フロア］ということで、院内に共通認識ができました。

　参考までに、永野整形外科クリニックで用いている患者さんの来院から帰宅までの患者さんの流れの中で［フロア］担当が関わるポイントをまとめたものを紹介します（❼）。

　とくに［フロア］では、業務ごとにチェックリストを用意して、［フロア］担当者として身につける説明事項を一覧にして指導しています（❽）。

## ❼フロア係　患者さんのステージに合わせての業務の流れ

入口（来院時）

| | | |
|---|---|---|
| お迎え | 患者・付添者 | あいさつ |
| | | お手伝いがあれば（傘をまとめる、保険証を出される間ちびっこを預かる |
| 受付 | 患者 | トリアージ（クリニックでの対応が可能か？の判断）＜頭部打撲、火傷、胸部打撃→2診看護師との連携・院長確認 |
| | | 初診（問診票・保険証／助成証の対応・パンフ説明・必要な配属 |
| | | 再初診（問診票・保険証／助成証の対応・必要な配慮 |
| | | 物療（2度目の方には、流れを説明） |
| | | PT（2度目の方には流れを説明、時間が押している際など、後の予定を確認） |
| | | 注射 |
| | | 処方関係（パターンによる対応） |
| | | 予防接種（問診票・検温） |
| | 付添者 | 必要な対応（心配への声かけ、車いすの介助応援の打診、事情の聴き取りなど） |
| | | 家族なら |
| | | 知人なら |
| | | 学校・保育所などの関係者なら |
| | | 介護保険関係者 |
| | | その他 |
| 待ち時間 | 患者・付添者 | 環境整備 |
| | | 暑さ・寒さへの対応 |
| | | トイレ |
| | | 混雑時の座る場所の整備 |
| | | メディカルスタッフとの連絡調整 |
| | | 問い合わせへの回答 |
| | | 外出・外出戻りチェック |
| | | 混雑時の声かけ |
| | | アナウンス |
| 診療 | 患者・付添者 | レントゲンの補助 |
| | | 心配なご家族への対応 |
| | | 子どもの対応 |
| | | 要介助者への対応 |
| 会計 | 患者・付添者 | 説明事項があれば説明（装具・労災・松葉づえ・自賠責・文書・休診・次回受診時の段取り・予防接種ほか） |
| | | 配車や乗降介助 |
| お見送り | 患者・付添者 | あいさつ |
| | | 忘れ物等の確認 |

出口（帰宅）

## ❽フロア業務知識☑項目一覧　　確認者：　　受験者氏名：

| | | | |
|---|---|---|---|
| 1 | 以下について説明できる | 1 2 3 4 5 | 言葉づかい、態度、説明方法について問題ないか |
| 1-1 | 装具処方を受けた方へ必要事項をわかりやすく説明することができる | 1 2 3 4 5 | 説明がわかるかどうか |
| 1-1-1 | 説明プリントの読解と説明 | 1 2 3 4 5 | |
| 1-1-2 | 一般患者さん仕様説明 | 1 2 3 4 5 | |
| 1-1-3 | 学生患者さん仕様説明 | 1 2 3 4 5 | |
| 1-1-4 | 自賠責患者さん仕様説明 | 1 2 3 4 5 | |
| 1-1-5 | 労災患者さん仕様説明 | 1 2 3 4 5 | |
| 1-1-6 | 生活保護患者さん仕様説明 | 1 2 3 4 5 | |
| 1-2 | 交通事故により受傷された方へ必要事項をわかりやすく説明することができる | 1 2 3 4 5 | 説明に漏れがないか、問い合わせに回答できるか |
| 1-2-1 | 自賠責未手続の場合の説明 | 1 2 3 4 5 | |
| 1-2-2 | 受傷直後の受診の場合 | 1 2 3 4 5 | |
| 1-3 | 労働災害での受診者へ必要事項をわかりやすく説明することができる | 1 2 3 4 5 | 説明に漏れがないか、問い合わせに回答できるか |
| 1-3-1 | 公務災害と労働災害についての違いを理解している | 1 2 3 4 5 | |
| 1-3-2 | 仕事中のけがで受診された方へ必要事項を案内できる | 1 2 3 4 5 | |
| 1-3-3 | 労災手続きに必要な書類の案内ができる(一般) | 1 2 3 4 5 | |
| 1-3-4 | 労災手続に必要な書類の案内ができる(公務災害) | 1 2 3 4 5 | |
| 1-3-5 | 提出書類の確認ができる | 1 2 3 4 5 | |
| 1-3-6 | 労災案内用のプリント使って説明ができる | 1 2 3 4 5 | |
| 1-4 | 診療報酬明細書の問い合わせに対応できる | 1 2 3 4 5 | |
| 1-4-1 | 早朝・夜間加算 | 1 2 3 4 5 | |
| 1-4-2 | 再診なのに初診料 | 1 2 3 4 5 | |
| 1-5 | 生活保護での受診者へ必要事項をわかりやすく説明することができる | 1 2 3 4 5 | |
| 1-5-1 | 生活保護制度について最低限の理解ができている | 1 2 3 4 5 | |
| 1-5-2 | 医療券・自己負担・インフルエンザ・障害申請など | 1 2 3 4 5 | |
| 1-6 | 介護保険の制度・高齢者について最低限の知識がある | 1 2 3 4 5 | |
| 1-6-1 | 介護タクシーの役割を理解できる | 1 2 3 4 5 | あくまでもタクシー |
| 1-6-2 | 患者さんの担当ケアマネージャーについて役割を理解できる | 1 2 3 4 5 | ケアマネとは患者さんにとって第2の主治医 |
| 1-6-3 | 認知症について知っている | 1 2 3 4 5 | 物忘れや理解に問題のある患者さんなどに対して、認知症を知って配慮できることが目的 |
| 1-6-4 | 後期高齢者医療制度について知っている | 1 2 3 4 5 | |
| 1-6-5 | 介護保険制度の利用者に大まかに配慮できる | 1 2 3 4 5 | |
| 1-7 | リハビリテーションに関する説明ができる | 1 2 3 4 5 | |
| 1-7-1 | | 1 2 3 4 5 | |
| 1-7-2 | | 1 2 3 4 5 | |
| 1-7-3 | | 1 2 3 4 5 | |
| 1-7-4 | | | |
| 2 | ☎対応ができる(基本接遇：言葉遣い・名乗る・担当者の確認・かけ方・切り方) | 1 2 3 4 5 | ことばづかい、話す速度、滑舌 |
| 2-1 | 返戻連絡の受信をし、担当者にミスなく引き継ぐことができる | 1 2 3 4 5 | 担当者が困らない対応 |
| | (担当者氏名・返戻理由・いつの分か・誰の分か・連絡先など) | 1 2 3 4 5 | |
| 2-2 | 理学療法の変更・キャンセル対応ができる | 1 2 3 4 5 | 患者さんへも配慮して、クリニックにとってマイナス |
| | 変更予約・キャンセル時次回の確認・予約表の破棄など・カルテ記録 | | となる宙ぶらりんの枠を作らないようにできる |

51

# 発熱外来の対応で
# スタッフから苦情の連続

## みんなが納得できるよう問題解決会議を開いた

#開業７年目　# COVID-19　#地域への貢献　#スタッフの不満　#スタッフとの話し合い

## ■ CASE

　新型コロナウイルス感染症の発熱外来は、ほんとうに大変。発熱患者さんには駐車場の車の中で待ってもらって、保険証の確認や会計や処方箋の手渡しや検体の採取に事務スタッフや看護師がガウンなど感染対策をして駐車場との間を何度も往復しており、よく頑張ってくれている。

　冬になって寒波が押し寄せたとき、駐車場を往復するスタッフから、「寒過ぎる。何とかしてほしい」と苦情が出るようになった。上着の上からガウンを着れないし、ガウンの上には防寒着も着れないからということらしい。ネットで他院の状況を調べると、カイロや防寒用ブーツの着用くらいしか情報がなく他所でも同じ状況なのがわかった。もちろん、たくさんのカイロを用意し、他所でもやってることと説明して渡した。

　しかし、それでも文句が続いた。その上、患者さんが増えて診療が長引くので帰りが遅くなってるという苦情まで出てきた。経営者としては、午後診の受付時間を早める予定はなく、頑張ってくれている分は、ボーナスに反映してあると考えている。

　大変な状況はわかっているが、発熱外来は地域にとって重要な役目と思うので今後も頑張り続けたいと思う。そのため、スタッフにはそれなりの手当はしているつもりだが、具体的な提案もなく、入れ替わり立ち代わり「みんな困ってるんです」と苦情が何度もくると、せっかく頑張ってきたものの、もう続けていく元気がなくなってきた。

## ■考えたこと

　発熱外来で、感染リスクがないとはいえない状況下、寒波の中で駐車場を行き来するなど、スタッフが頑張ってくれていることを院長は承知しており、外来も混雑し帰宅が遅くなることについてもスタッフみんなに感謝していました。

　ただ、スタッフから発熱外来での業務に関して苦情（文句）が出てきて、カイロを配るという手を打ってからも続いたことで、地域のためにと頑張ってきた院長がくじけてしまいそうになるのも無理はありません。

　寒さに対してはカイロを準備するなど対応はしていること、帰りが遅くなることについては、コマ数常勤という方法を取り入れて終了時間の遅さは解消できなくても、常勤のまま勤務のコマ数を減らして負担を軽減するようにしていること、などの対応をとっていました。

　スタッフが要求を訴えるやり方は様々です。一人でストレートに不満を伝えてくるスタッフもいれば、ふだんは納得して仕事をしているのにスタッフルームで他のスタッフからさんざん不満を聞かされて、「みんなが困っている」と院長／院長夫人の前で口に出してしまうスタッフもいます。このケースでは、もしかして、個人個人では考えは違うものの、誰かに誘導されている可能性も感じました。まずは一人ひとりの考えをその人の言葉で聞いてみたほうがよいと考えました。

### ●問題点
☑ 発熱外来での駐車場での患者さん対応で冬場の寒さに苦情が出た
☑ 発熱外来で混んでいるため帰宅が遅くなることにも苦情が出た
☑ 寒さ対策として他院でも実施のカイロを渡したが苦情が止まらない
☑ 地域のために頑張ってきたがこれだけ苦情が多いと頑張りきれない

## ■対処したこと

　帰宅が遅くなる問題については、一人ひとりと雇用条件の見直しをする必要があります。寒さ対策については、みんなでアイデアを出し

合ったり会議で検討する機会をもって、みんなが納得できる策を出す必要があります。

## [1 on 1 ミーティングで個々の状況を確認]

　一人ひとりの考えをまず知りたいと思いました。こうすることで不満の根源を確認することができるときもあります。

　また、家庭や家族の状況の変化により、入職時に比べて労働条件への対応力が変化している可能性を考えました。子どもの学年が変わったり、新しい習い事や塾の曜日変更、子どもの精神的な様子、親の病気、お付き合いしている相手などによって、生活の中で残業することが負担になるきっかけがあるかもしれないからです。

　一緒に考える姿勢を示すことで、話を聞いていきました。あまりに入職時と条件が違ってきているようなら、契約を見直すことにして後日提案することにしました。もし、あまりに甘い考えを持っているようなら戦力評価を検討することにもしました。

## [寒さ対策について問題解決会議を開催]

　「みんなが困っている」と言ってくるからには、どう困っているのか全員で確認し、その解決策をみんなが納得できることが重要と思いました。そのために「問題解決」のための「会議」という手法を用いました。

　会議をすることを伝え、スタッフを集める前に、

・話し合いの目的
・当日に決議すること
・アイデアがあれば提出すること

などを告知しました。そして、問題が解決するための方策を見つけ、それを決定事項とし、その後にはこの件に関する苦情は受け付けないことを前提として主旨を説明しました。

　方法としては、各自で提出したアイデアを集め、その一つひとつを実現可能かどうか、実際に効果があるかどうかの評価をしました。そして各人に選びたいものを理由を言ってプレゼンしてもらって、最後

に決議しました。もちろん、院長としてもできるだけアイデアを提案
しています。

　結果としては、いくつかアイデアはあがったのですが、結局は、カ
イロを選択する以外のアイデアは出ませんでした。この会議では、全
員が納得することが目的でしたので、その後の苦情は受け付けていま
せん。

# 先輩スタッフの陰口で新人が定着しないのではと心配

## 先輩と新人の関係づくりのための働きかけ

#開業15年目　#新人教育　#スタッフルームでヒソヒソ話　#新人定着　#業務評価表

## ■ CASE

　たまたま知ることになったのだが、スタッフルームの中で、スタッフF が強い不満をぶちまけていたそうだ。Fは、今、新人を教育しており「何回教えても初めて聞いたような顔をする」、「メモを取ろうとしない」、「努力しない」、「やることが遅い」、さらに「スタッフルームで私物をいっぱい拡げて場所をとる」などと、不満をいっぱい並べていたらしい。それだけでなく、どうもあちこちで新人の陰口をヒソヒソだがわかる感じで話しているようだ。

　ある程度のことだったら、「うっぷん晴らしくらい仕方がない」とスルーしてもよかったかもしれないが、Fのふだんの指導ぶりにちょっと引っかかるものがあったので気になった。細かく指導はしているが高圧的で、本人はそのことに気づいておらず、新人の目線に合わせようとはしないこと、それにあちこちでヒソヒソ話をしたようなので、他のメンバーに新人への先入観を与えていると感じたからだ。

　先輩スタッフだから新人を含めて若手に比べて、スキルに差があるのは当たり前だし、だからこそ自分のまわりのスキルに劣るスタッフや段取りの悪いスタッフに対して不満をもつのは、まあ仕方がないことだと思う。しかし、新人に対する強い不満を全身から漂わせて、そのうえヒソヒソと話をしてたら、何を話しても新人の陰口だと新人自身が受け取ってしまうだろうし、行き過ぎてパワハラや対立を生んでしまうのではと心配になっ

56

た。そもそも指導相手が業務をなかなか習得できないのは指導する側にも半分責任がある。

　私の耳に入るくらいなので、他のスタッフも知っていて、影響を及ぼしているのかもしれない。口をはさむべきか悩んでいる。

## ■考えたこと

　これは医療現場に限らず、どんな職種にも起こりうる問題だと思います。

　テクニカルスキルの高いスタッフは、洗練されたスキルと自身の成功体験で培った考えや価値観を持っています。経営する立場からみると、これらのスキルの高いスタッフのおかげで業務が支えられ、現場がまわっていると実感することも確かです。その日その日で業務中に抱え込んだ不満をスタッフルームでこぼしても、ある程度は「ガス抜き」として理解できます。

　しかし、思うように仕上がらない新人に早いうちから大きな不満をもち、その不満を他の人にまで聞こえるように陰口を言いまわるようになると、対立や離職のきっかけにもなります。

　陰口まで管理できるとは思いませんが、度が過ぎればせっかく採用した新人を定着させようという努力も無駄になってしまいます。これでは人を雇っても雇っても定着してくれません。

　対立が生じる前に、指導する立場の先輩スタッフの不満について、また新人が受ける圧についても考えないといけません。

## ●問題点
☑ 新人教育担当スタッフが新人スタッフの陰口を言いふらしていた
☑ 新人教育担当スタッフにも教え方の手法、心構えに問題がある
☑ 院長にも聞こえるほどなので他のスタッフも知っている可能性がある
☑ この陰口がもとで人が定着しない原因になっていると思える

## ❾受付業務の教育指導評価シート

### 受付業務教育指導評価シート

評価者：＿＿＿＿＿＿＿＿＿＿＿＿＿＿＿＿＿＿

受験者：＿＿＿＿＿＿＿＿＿＿＿＿＿＿＿＿＿＿

| | 項目No. | 項目（期間） | 習得までの目安期間 | 2ケ月終了後 指導者記入 説明 | 実施 | 評価 |
|---|---|---|---|---|---|---|
| 受付ミニマム業務 | 1 | 早出業務ができる | 2W | 済・未 | 済・未 | 1・2・3・4 |
| | 2 | 待ち行列システム操作ができる | 2W | 済・未 | 済・未 | 1・2・3・4 |
| | 3 | カルテだし片付けができる | 2W | 済・未 | 済・未 | 1・2・3・4 |
| | 4 | 診察項目をみて、正しく受付対応ができる | 2W | 済・未 | 済・未 | 1・2・3・4 |
| | 5 | 番号札と必要なクリップをつけて個人ファイルを正しく移動させることができる | 2W | 済・未 | 済・未 | 1・2・3・4 |
| | 6 | スキャン操作ができる | 2W | 済・未 | 済・未 | 1・2・3・4 |
| | 7 | 氏名・生年月日から、患者№を検索できる | 2W | 済・未 | 済・未 | 1・2・3・4 |
| | 8 | リハビリのコスト入力ができる | 2W | 済・未 | 済・未 | 1・2・3・4 |
| | 9 | 電子カルテ上での会計操作ができる | 2W | 済・未 | 済・未 | 1・2・3・4 |
| | 10 | レジ操作ができる（誤操作訂正も含めて） | 2W | 済・未 | 済・未 | 1・2・3・4 |
| | 11 | 予約システムの確認・予約状況の把握ができる | 2W | 済・未 | 済・未 | 1・2・3・4 |
| | 12 | 月計表のExcel入力ができる | 2W | 済・未 | 済・未 | 1・2・3・4 |
| | 13 | 物品納品の受取対応ができる | 2W | 済・未 | 済・未 | 1・2・3・4 |
| | 14 | 日報出力ができる | 2W | 済・未 | 済・未 | 1・2・3・4 |
| | 15 | 窓口収入金額の確認及びつり銭の準備ができる | 2W | 済・未 | 済・未 | 1・2・3・4 |
| | 16 | 血圧の入力ができる | 2W | 済・未 | 済・未 | 1・2・3・4 |
| | 17 | 終業時の確認作業ができる | 2W | 済・未 | 済・未 | 1・2・3・4 |
| | 18 | 採血オーダー処理ができる | 2W | 済・未 | 済・未 | 1・2・3・4 |
| | 19 | 新患登録をミスなく行うことができる（3割負担・後期高齢・乳幼児・障害・自賠責） | 1M | 済・未 | 済・未 | 1・2・3・4 |
| | 20 | 患者さんの希望の処方内容を正しく把握できる | 1M | 済・未 | 済・未 | 1・2・3・4 |
| | 21 | 保険証に記載されている内容を理解できる | 1M | 済・未 | 済・未 | 1・2・3・4 |
| | 22 | PT予約・キャンセル操作ができる | 1M | 済・未 | 済・未 | 1・2・3・4 |
| | 23 | レジをしめることができる | 1M | 済・未 | 済・未 | 1・2・3・4 |
| | 24 | 返金・未収に関する入出金操作と、患者さんへの説明ができる | 2M | 済・未 | 済・未 | 1・2・3・4 |
| | 25 | 返金・未収・自費の記録ができる（それに伴うExcel操作ができる） | 2M | 済・未 | 済・未 | 1・2・3・4 |
| | 26 | 診療情報提供書・診断書のコスト入力及び会計ができる | 2M | 済・未 | 済・未 | 1・2・3・4 |
| | 27 | 松葉杖・装具の患者さんへの説明および会計ができる | 2M | 済・未 | 済・未 | 1・2・3・4 |
| | 28 | レントゲン・松葉杖・装具・文書の預かり証を発券できる | 2M | 済・未 | 済・未 | 1・2・3・4 |
| | 29 | 新患登録をミスなく行うことができる（自賠責・労災） | 2M | 済・未 | 済・未 | 1・2・3・4 |

☆正確さと迅速性を評価

## ■対処したこと

　ここは、院長／院長夫人による"介入"というより、先輩と新人の対立、新人の離職を防ぐための方法を考えたほうがよいと考えました。

## ❿共通業務の教育指導評価シート

### 共通業務指導評価表01

評価者：_____

受験者：_____　　　　　　　　評価日

| 項目No. | 項　目 | 期　　　間 | 指導担当 | 習得までの目安期間 | 3ケ月終了後 | | |
|---|---|---|---|---|---|---|---|
| | | | | | 指導者記入 | | |
| | | | | | 説明 | 実施 | 評価 |
| 接遇 | 1 | 清潔感のある身だしなみを整えることができる | | 1W | 済（　）・未 | 済（　）・未 | ＡＢＣ |
| | 1-2 | ユニホーム、靴を正しく着用することができる | | 1W | 済（　）・未 | 済（　）・未 | ＡＢＣ |
| | 1-3 | 髪型、ヘアカラーについてクリニックの規定を守る | | 1W | 済（　）・未 | 済（　）・未 | ＡＢＣ |
| | 1-4 | ネイル、マニュアの禁止のが理解でき遵守できる | | 1W | 済（　）・未 | 済（　）・未 | ＡＢＣ |
| | 1-5 | アクセサリー類が禁止されている意味を理解し遵守できる | | 1W | 済（　）・未 | 済（　）・未 | ＡＢＣ |
| | 1-6 | 名札をつけて勤務にあたることができる | | 1W | 済（　）・未 | 済（　）・未 | ＡＢＣ |
| | 2 | 院長、他のスタッフにあいさつができる（始業時、終業時） | | 1W | 済（　）・未 | 済（　）・未 | ＡＢＣ |
| | 2-2 | 患者様へ自分から先にあいさつができる | | 1W | 済（　）・未 | 済（　）・未 | ＡＢＣ |
| | 2-3 | 患者様、患者様家族の満足度を意識した言葉使いができる | | 1W | 済（　）・未 | 済（　）・未 | ＡＢＣ |
| | 2-4 | 勤務時間中は常に患者様を意識した言動をとることができる | | 1W | 済（　）・未 | 済（　）・未 | ＡＢＣ |
| 勤務 | 3 | 勤務表の見方がわかる（自部署、他部署、始業終業時間、研修） | | 1W | 済（　）・未 | 済（　）・未 | ＡＢＣ |
| | 3-2 | 遅刻の際の連絡方法がわかる（遅刻マニュアル参照） | | 1W | 済（　）・未 | 済（　）・未 | ＡＢＣ |
| | 3-3 | 緊急時（急病など）の連絡方法がわかる | | 1W | 済（　）・未 | 済（　）・未 | ＡＢＣ |
| | 3-4 | タイムカードの打刻のルール（始業、終業、休憩、担当業務） | | 1W | 済（　）・未 | 済（　）・未 | ＡＢＣ |
| | 3-5 | 勤務時間申請フォームを入力し申請できる | | 1W | 済（　）・未 | 済（　）・未 | ＡＢＣ |
| | 3-6 | slackから必要な情報を得ることができる（週間予定/勤務変更/共有事項） | | 2W | 済（　）・未 | 済（　）・未 | ＡＢＣ |
| | 3-7 | slackから得た情報を必要に応じて加工、活用することができる | | 3M | 済（　）・未 | 済（　）・未 | ＡＢＣ |
| | 3-8 | 研修参加に配慮した勤務ができる（研修に遅刻しない） | | 1M | 済（　）・未 | 済（　）・未 | ＡＢＣ |
| | 3-9 | 他のスタッフの研修予定等に配慮し協力した勤務ができる | | 3M | 済（　）・未 | 済（　）・未 | ＡＢＣ |
| | 3-10 | 緊急時等に勤務変更に協力できる | | 3M | 済（　）・未 | 済（　）・未 | ＡＢＣ |
| | 3-11 | 住所、電話番号の変更・結婚、出産等必要な報告できる | | 2W | 済（　）・未 | 済（　）・未 | ＡＢＣ |
| | 3-12 | クリニック、イノベーションの組織図がわかる | | 1W | 済（　）・未 | 済（　）・未 | ＡＢＣ |
| | 3-13 | たてリーダー、よこリーダーの役割と名前がわかる | | 2W | 済（　）・未 | 済（　）・未 | ＡＢＣ |
| 知識 | 4-1 | クリニックのビジョンを理解し共感できる | | 2W | 済（　）・未 | 済（　）・未 | ＡＢＣ |
| | 4-2 | クリニックのビジョンに沿った行動がとれる | | 3M | 済（　）・未 | 済（　）・未 | ＡＢＣ |
| | 4-3 | 整骨院と整形外科の違いが理解できる | | 1W | 済（　）・未 | 済（　）・未 | ＡＢＣ |
| | 4-4 | 物療のリハビリと運動器リハビリの違いがわかる（内容/ステータス） | | 2W | 済（　）・未 | 済（　）・未 | ＡＢＣ |
| | 4-5 | 物療のリハビリと運動器リハビリの違いがわかる（オーダー/コスト） | | 2W | 済（　）・未 | 済（　）・未 | ＡＢＣ |

評価　：　Ａ　できる　　　Ｂ　助言が必要　　　Ｃ　できない

　そこで、今後に活かすために、先輩スタッフが新人指導するときの
ポイントをあげてみます。

**[指導スタッフと良好な関係を構築するための新人への教育]**

①新人スタッフと指導スタッフに共通言語、同じ目標を持ってもらえるように、いつまでに何の業務を獲得するのかを一覧にして説明実施、取組実施を記入して見える化する

②「わかる」、「できる」、「できている」の違いを明確にし、評価表に実践回数を記録し、やってみる回数を増やすことができるようにする（❾、❿）

③指導担当者から実地指導を受ける前の導入研修で、"教えられ上手"になるために、積極性を示す行動や態度で指導者の説明に反応することが本人にとっても指導者にとっても大切であることを説明する

④指導担当者に任せきりにするのではなく、新人スタッフとは定期的に1on1ミーティングを行う。入職後しばらくはクリニックでの居場所をつくれるように、他のスタッフとの関係を構築できるように、言葉のギャップなどがあれば、それを埋めるようにし、1on1で支援する

**[新人スタッフを受け入れやすくするための指導スタッフへの働きかけ]**

①業務マニュアルで新人スタッフにもわかるように業務の目的、理想的な所要時間を追加記載しておき、指導するときには、マニュアルに新人自身が書き足していくように勧める

②指導するスタッフに新人との関係を悪化させないフィードバック（良い面も悪い面も）の仕方、叱り方などを考える研修を実施し、ポジティブフィードバックができるようになるための心構えや実践を学んでもらう。相手にきちんとフィードバックすることが対立を避けるためにも、また関係をよくするためにも必要であること、感情をため込むことは悪影響しかないこと、も伝える

③リフレクションシートを使って二人で今日を振り返る時間を10分とる。シートにそって、やり取りすることでフィードバックしやすい雰囲気になるので、振り返り時間を大切に有意義にするように伝える

④指導スタッフともときおり1on1で、教育の進捗状況や今の気持ち
　を確認する。そのときに、指導スタッフが新人指導について抱えて
　いる悩みを聴いてみる。そして新人側も「指導者との関係」を気に
　していることを伝え、ポジティブな意見もそのまま伝える。指導ス
　タッフが新人に言いにくいことがあれば伝え方を一緒に考えたり工
　夫したり、援護射撃の形で新人に代わりに伝える
⑤改めてOJT（On the Job Training）について、ベテランスタッフに
　研修し、OJTで教えるべき項目として、知識・技能だけでなく、態
　度も重要であり、この３つがそろって、指導を受ける側が成長して
　いくことになると説明する
⑥指導スタッフが新人にフィードバックする場面に立ち会う

**［振り返り（リフレクション）の時間の設定］**
①新人スタッフは、入職後１ヵ月間は定時20分前に勤務を終了する。
　10分間をリフレクションシートに記入しながら、個人で今日の外来
　を振り返ってもらう。外来中の自分の心の動きや行動・発言に着目し、
　良かったことも修正が必要なことも書き出してもらう
　残りの10分で先輩と一緒にシートをもとに振り返る。指導者には気
　づいたことをためたままにせずに伝えるチャンスにしてもらい、新
　人には今日の疑問を解消するチャンスにしてもらう

　勤務時間内に行うことでタイムマネジメントの学びにもなると考え
ています。

# 患者さんが途切れると
# おしゃべりに夢中

## スタッフと相談して「手すきリスト」を作成

#開業３年目　#スタッフの私語　#アイドルタイム　#手すき業務リスト

### ■ CASE

　インフルエンザのシーズンが落ち着いたときや雨の日など、診療時間中、ふと患者さんが途切れるときがある。そんなとき、受付スタッフが暇そうにしている。することがないからか、おしゃべりを始め、だんだん声が大きくなる。

　コロナ禍になってからはさらに顕著で、患者さんの来院が少なく、本当に暇そうなときがある。何か別の仕事を探すでもなく、おしゃべりに夢中になっていた。そんなときに患者さんが来院されたら、ちょっと入りづらいだろうという雰囲気だった。さすがに見かねて注意をしようかと思ったのだが、こんなことで文句を言って、今さら関係を壊したくないし……。会話がない職場環境もよくないと思うが会話の内容によってはイラっとする。私語に対する注意も意外にむずかしい。

### ■考えたこと

　患者さんが途切れて、さしあたって目の前の仕事がないとき、スタッフ自身が他の用事を見つけて仕事をしようという人は、正直なところ少なく、つい仲間内でおしゃべりになる光景は多いと思います。多くのクリニックの院長にとっては、これは悩みの種になっています。

　そんなときに患者さんが急に入ってこられたら、あまりいい光景ではありません。

　こんなときに、どんな対応をするのかをいろいろなクリニックの院長に聞いてみると、①それとなく業務の指示をする、②混ざって一緒に話がてら情報収集、③注意する、④我慢する、という声があがりましたが、やはり①の業務の指示をする院長が多いようです。しかし、注意して反発されるのも面倒だという院長の声も理解できます。

　では、ふと患者さんが途切れてアイドルタイムになったとき、スタッフには自主的にどう業務を発掘してもらえばいいのでしょうか。

### ●問題点
- ☑ 診療時間中に患者さんが途切れるとスタッフがおしゃべりを始める
- ☑ おしゃべりに夢中になるとだんだん声が大きくなる
- ☑ 患者さんが来院したときに気づかない
- ☑ いちいち注意するのも関係を悪化させると考えてしまう

## ■対処したこと
### [手すきのときにやっておくべき業務リスト作成]

　受付に限らず、受付業務や看護業務も患者さんが途切れて手が空いたときは、ふだんはできない業務を取り入れてみようと、あらかじめ、手が空いたときにやっておきたい業務の「手すきリスト」を用意しました。

　これは受付だけでなく、看護やリハビリなど部門別に用意しました。コロナ禍になって患者さんの来院も少なくなったとき、スタッフと協議して、それぞれの部門ごとに作ったものです。

　「手すきリスト」にリストアップする業務の洗い出しには、管理者からみて、「してほしいのにしてくれない業務」、「忙しいときに起こると嫌なこと」、「残業してまでしてほしくない業務」、スタッフの「この隙にやっつけたい業務」、その他、感染対策、ふだん手の届かないお掃除などをあげていきました。手すきの時間にできることを考えると、当初はお掃除が中心になると思います。部門ごとに同じ業務が重複しても構いません。

## ⓫受付手すきリスト

### 受付スタッフ手すきリスト

| 項目No. | | 実施状況 | | |
|---|---|---|---|---|
| | | 実施日・実施時間 | | |
| | | 日付 | 時間 | 時間 |
| 1 | 自部署以外状況の把握により、患者さんの滞在時間が短くなるように貢献する | | | |
| 2 | 待ちすぎている患者さんはいないか待合確認 | | | |
| 3 | 診察室の状況を確認する（混雑時は1人派遣） | | | |
| 4 | ナースを手伝う→洗い物・ベッドメイク・ご案内・カルテ移動 | | | |
| 5 | DCを手伝う→アクセラスのみ会計・カルテ移動・封筒作成など | | | |
| 6 | リハビリ室の状況を確認する（混雑時は1人派遣） | | | |
| 7 | リハビリ助手を手伝う→リハ助手の業務を前に進める | | | |
| 8 | エアコンの温度設定調整 | | | |
| 9 | 患者用トイレ2か所ラウンド・清掃・消毒 | | | |
| 10 | 感染対策消毒指示リスト箇所消毒　みんなのインカムも | | | |
| 11 | 受付デスク周り清掃（足元の物をのけて）隅々清掃 | | | |
| 12 | モニター・キーボード・マウス・レジの清掃 | | | |
| 13 | 下駄箱・勝手口の扉と郵便受掃除・スタッフ傘立て整理整頓清掃 | | | |
| 14 | 倉庫内（トイレ側・受付側）整理・清掃 | | | |
| 15 | 院長室の整理・清掃 | | | |
| 16 | 院内ラウンド（汚れの目立つところ・片付いていないところを確認） | | | |
| 17 | 掲示物のゆがみを直す | | | |
| 18 | コピー機・プリンタの用紙・受付名簿・リハ処方箋などの補充 | | | |
| 19 | クリニック各洗剤・ペーパー等の補充 | | | |
| 20 | ハイツの補充物 | | | |
| 21 | 自分の担当業務 | | | |
| 22 | 他者の担当業務のお手伝い | | | |
| 23 | 仮レセ・古い文書のシュレッダー | | | |
| 24 | 紙カルテの番号記入 | | | |
| 25 | 紙カルテファイルに番号札をつける | | | |
| 26 | 古い紙カルテの整理 | | | |
| 27 | 番号札の破損☑→報告→入替 | | | |
| 28 | 今、話題のニュースを院内放送する | | | |
| 29 | 使わない単語登録の削除 | | | |

　また、部門間で忙しい時間帯が違うことも多く、手がすいたら、「他の部門を助けに行こう」という考えも取り入れました。

　参考までに「受付スタッフ手すきリスト」（⓫）と「看護師手すきリスト」（⓬）および混んでいる部署で他部署からの応援で何をしてもら

## ⓬看護師手すきリスト

### 看護師手すきリスト

| 項目No. | | 実施状況 | | |
|---|---|---|---|---|
| | | 実施日・実施時間 | | |
| | | 日付 | 時間 | 時間 |
| 1 | 自部署以外状況の把握により、患者さんの滞在時間が短くなるように貢献する | | | |
| 2 | 待ちすぎている患者さんはいないか待合確認（外出戻り・電話再診など） | | | |
| 3 | 受付の状況を確認する | | | |
| 4 | 受付を手伝う→受付業務を前に進める・問診票確認・紙カルテだし | | | |
| 5 | エアコンの温度設定調整 | | | |
| 5 | DCを手伝う→アクセラスのみ会計・カルテ移動・封筒作成・注射クリップつけ | | | |
| 6 | リハビリ室の状況を確認する | | | |
| 7 | リハビリ助手を手伝う→リハ助手の業務を前に進める | | | |
| 8 | リハビリ空き時間の確認 | | | |
| 9 | 患者用トイレ2か所ラウンド・清掃・消毒・ごみひろう | | | |
| 10 | アルコール消毒の管理・確認 | | | |
| 11 | 感染対策消毒指示リスト箇所消毒　みんなのインカムも | | | |
| 12 | デスク周りの掃除 | | | |
| 13 | モニター・キーボード・マウス清掃 | | | |
| 14 | 机下・ベッド下などの清掃 | | | |
| 15 | エコー周辺の掃除 | | | |
| 16 | 本棚の掃除 | | | |
| 17 | 2Fの清掃 | | | |
| 18 | スタッフ傘立て整理整頓清掃 | | | |
| 19 | 診察室床の汚れ取り | | | |
| 20 | 物品に関すること（補充・納品対応・収納・カード・発注など） | | | |
| 21 | 伝票の補充 | | | |
| 22 | 紹介状セットの補充 | | | |
| 23 | 付箋・のり・修正テープの補充 | | | |
| 24 | パンフの補充 | | | |
| 25 | コピー機・プリンタの用紙補充 | | | |
| 26 | クリニック各洗剤・ペーパー等の補充 | | | |
| 27 | クリップの整理整頓 | | | |
| 28 | 封筒の補充整理整頓 | | | |
| 29 | 電子カルテ内のテンプレートの整理整頓 | | | |
| 30 | 担当業務 | | | |
| 31 | 洗い物 | | | |
| 32 | 古い紙カルテの整理 | | | |
| 33 | スタッフルームの在庫整理 | | | |

えると助かるかをまとめた「混雑部署 Help リスト」（⓭）をご紹介します。

# ❶混雑部署Helpリスト

## 混雑部署Helpリスト

| 項目No. | | 混雑部署 | 実施状況 | | |
|---|---|---|---|---|---|
| | | | 実施日・実施時間 | | |
| | | | 日付 | 時間 | PT/Ns/DC/受付 |
| 1 | 待合に椅子を出す・片付ける | 受付 | | | |
| 2 | カルテ出し・カルテ移動 | | | | |
| 3 | 番号札並べる・クリップを外す・カルテを片付ける | | | | |
| 4 | クリップを片付ける | | | | |
| 5 | Web問診案内・介助 | | | | |
| 6 | Web問診印刷・電子カルテに貼付 | | | | |
| 7 | 新患の住所・電話番号登録 | | | | |
| 8 | 待合の温度管理 | | | | |
| 9 | リハビリ予約の電話対応 | | | | |
| 10 | 膿盆を洗う | 診察室 | | | |
| 11 | 患者様を診察室に呼び入れる | | | | |
| 12 | 患者様が出られた後のベットメイキング・着替えタオルをたたむ | | | | |
| 13 | 会計、リハビリ室、レントゲン室へカルテを移動する | | | | |
| 14 | 紹介状、診断書、MRI依頼書の封筒作成 | | | | |
| 15 | 紹介状の入力・返書の封筒の作成 | | | | |
| 16 | 問診票からS）入力 | | | | |
| 17 | 松葉杖指導 | | | | PT |
| 18 | 肩こり体操、肘ストレッチ運動指導 | | | | PT |
| 19 | 物療の手伝い | リハビリ室 | | | |
| 20 | アクセラスを実施する | | | | |
| 21 | 診察室・受付へカルテ移動 | | | | |
| 22 | 運動器リハビリ計画書を受付へ持って行く | | | | |
| 23 | タオル・洗濯物をたたむ | | | | |
| 24 | 洗濯物を干す | | | | |
| 25 | 運動器リハビリ計画書のアドイン | | | | |
| 26 | PTリハビリの次回予約 | | | | |
| 27 | | ヘルプデスク | | | |
| 28 | | | | | |
| 29 | | | | | |

## [「手すきリスト」を活用するコツ]

手すきリストを活用する際には、

①しょっちゅうしなくてよい業務があるので、最終実施日の日付を記
入できるようにして、直近になされていないものから取り組む

66

②定期的にパトロールするアンバサダーを任命する
③新人加入の折、患者さんの混雑で、指導を急に放置せざえるをえな
　いときに、新人を手持ちぶさたの不安にせず、手すきリストの業務
　を実施してもらえるようにしておく
などを工夫すると効果的です。

# CASE 16.

# 仕事を抱え込み過ぎて いっぱいいっぱいのスタッフ

## どこに問題があるのか聴き取り対策を考えた

#開業11年目　#業務量　#任せる指導　#業務の可視化　#期待通知

## ■ CASE

　有能なスタッフAに「ちょっと○○の打ち合わせをしたいんだけど……」と告げたところ、Aは「えーっと。明後日くらいではダメですか？」と忙しそうに返事をしてきた。

　そこで「構わないけど、今、何の業務を抱えているの？」と聞いてみると「今日は工務店の人がクロスの貼り換えにきてくれるのでその対応とCTの検査について患者さんに連絡して紹介状を用意、その後、玄関マットの交換、それから院長先生から頼まれた資料のコピーがあるんです」と次々に用事をあげていったので、驚いた。

　「コピーくらい他のスタッフに任せられないの？」と言うと「うーん、みんな忙しいので……」とあきらめ顔だった。

　有能だと思っていたので本人に任せきりだったが、聞いてみると、このAが一人で仕事を抱え込んで、いっぱいいっぱいになっているようにみえた。今まで気づかなかったが、このままではバーンアウトするんじゃないかととても気になった。

## ■考えたこと

　これまでだったら、「さすがたくさんの業務をこなす有能なスタッフ」と考えていたでしょうが、問題がありました。

　確かに有能な人に業務は集中しますし、Aが熱心に仕事に取り組む

姿勢は評価できます。

　しかし、話を聞き、様子をうかがっていると、このままでは

・いずれ限界がきてバーンアウトすると退職となるリスクがある

・本人がバーンアウトして仕事がこなせなくなると全体の業務の流れが
　とまる

・そうなるとストレス疾患になるなどの可能性がある

・他のスタッフを成長させる環境づくりがなされにくい

・結果として業務の質の維持もできない

ように思います。本人の意識を変えることも重要ですが、クリニック
全体のシステムの問題として改善が必要であると思いました。

**●問題点**
☑ 一人のスタッフが頑張り屋だが一人で仕事を抱え込み過ぎている
☑ 他人に任せられないという性格で周辺のスタッフが育たない
☑ そのスタッフ自身は他のスタッフに任せられる関係までいってない
☑ 限界がきてバーンアウトしたら本人も傷つき全体に影響がでる

## ■対処したこと
### [本人と1on1ミーティング]

　まずスタッフA自身が「他のスタッフに任せられない理由」をどう
捉えているかを聴き取りました。その結果、

・皆がそれぞれたくさんの業務を抱えている（頼みたい相手ほど業務
　を抱えていた）

・自分でやったほうが早い

・以前に任せたことがあったが、結局、自分でやり直すことになって
　二度手間だった

・以前に任せようとしたら、いやいや仕事をしているのが顕著で、今
　回も依頼したら嫌な顔をされるのではないかと思った

・任せた人が忘れて帰ってしまったことがある

・新人スタッフにはここに定着してほしいので定時に帰らせたい

・自分の担当業務だと認識している

と理由をあげていました。院長／院長夫人からみると事実ではないのではと思えるところもありますが、A自身はいろいろ取り組んでいたわけです。

## [どこに問題があるのか検討]

　これらの1on1ミーティングから、A自身の問題なのか、周辺のスタッフの問題なのか、働き方に問題があるのか、業務内容が偏ってるのか、などどこに問題があるのかを考えてみることにしました。

・スタッフの業務量を可視化すべく担当業務を書き出してみた

・「頼みたい人が多くの業務を抱えていた」ことについては、他のスタッフへも業務量について面談し、その中からさらに別のスタッフへタスクシフトできるものがないかを検討した

・「自分でやったほうが早い」については、実際に自分でやったほうが早いもの、そうでないものに仕分けした。また早くなくても間に合えばよいという考えももった

・以前、「任せようとした」ときの指示の仕方などを振り返り、理解し合う機会をつくったり指示の出し方などを一緒に考えたりした

・「頼むと嫌な顔をされるのではないか」という心配については、Aの推測であって事実かどうか確認したり、先に根回ししてみようと伝えた

・「定時に上がる」ことと、「業務を任せない」、「期待しない」こととは別であって、相手からすると逆に「任されてない」、「期待されてない」となり、定着してくれるか疑問。そこで業務を応援してもらって定着してもらえるように工夫しようと提案した

・「自分の業務だと認識」については、Aに対して「他者の担当業務を手伝いたいと思ったことはあるのか？」を聞いてみたところ、「もちろん、あるし、手伝う」とのことだった

**[問題解決のために優先順位をつける]**

　これらの問題を一つずつチャンクダウン＊（小さく分解）して、Ａと一緒に変えられるところを探し出し、事実確認をしました。こうして抽出された問題に、緊急性や重要性、解決された際の効果度を評価し、着手する優先順位を決めました。

　スタッフＡに期待通知＊＊を行い、今後の展望や問題が解決された後の状態を想像してもらい、Ａの成長やメリットを可視化し、問題解決に一緒に着手してもらえるように依頼しました。

> ＊ メモ：チャンクダウン
> 物事を具体的に細分化すること
> ＊＊メモ：期待通知
> 具体的にあなたにどんな業務や役割を期待しているのかを言語化して伝え、
> 相手が予想しているものとすり合わせること

**[結果]**

　Ａの下にスタッフＤを片腕となるよう選抜しました。二人で受付業務を盛り立ててもらうようにしたところ、ＤはＡをリスペクトするまでになり、とても積極的にＡを支えるようになりました。

　Ｄは、業務について未熟なところもありますが、当事者意識が格段に上がり、そのＤの姿勢が結果的にＡを変えました。半年くらいかけて、ＡはＤにきちんと任せられるようになり、おかげで休みをとれるまでに。業務によっては、まだ抱え込み過ぎていっぱいいっぱいになることもありますが、そのときは院長やＤに訴えることもあります。他のスタッフを含めて、何度か話し合いの機会を経て、１年後にはＡはかなり意識を変えたと思います。つい最近、Ｄと話す機会があり、「Ａさんはすごく任せてくれるようになりました」とのことでした。

# CASE 17. 気づかなかった

# 転職看護師が入職 3 日目でもどかしい思いに直面

## 経験者だからこそのフォローをすることに

#開業 11 年目　#中途採用　#自分への期待　#プレッシャー　#入職前のフォロー

## ■ CASE

　2 年前に当院に転職してきた看護スタッフと今年の新人の研修について雑談していると、その看護スタッフが「入職して 3 日目がつらかった。今思い出してもこみあげてくるものがある」とポロリ。いとも簡単に業務をマスターしたように思えたので、そんな過去の話があるとは知らず、かなり驚いた。

　聞いてみたら、入職 3 日目になって「今まで私がやってきたことは何だったんだろう。自分がこんなに仕事ができないなんて……」と泣きそうだったという。

　経験者として即戦力を期待して採用したのだが、まさかそんなに早く壁にぶつかっているとは思いもしなかった。専門職であり、前職も同じ診療科だから、かえって「3 日経ってもうまく動けない」ことに落ち込んだらしい。それにしても、判断するのが早すぎると思ったが。

　そんな状態だったことを他のスタッフには話をしてないようで、私たちもそのことに気づけなかったのは、その看護スタッフが、そのときはどん底だったものの「あきらめかけたけど、結局、できないままでは悔しいと負けん気を呼び起こして頑張る気力が出てきました」と、一人で解決したからだろう。

　有能な新人と期待していたことがプレッシャーになったのだろうか、もしかして押しつぶされていたかもしれないと思うと、経験者の転職組であっ

72

ても、本人にお任せではなく、辛い状況をできるだけ早い時期に発見しなければと反省した。

## ■考えたこと

　経験者であっても、スキルの高い人であっても、入職してしばらくの間は、ものの配置もわからずルールも違うので勝手がわからないし、同僚スタッフも明るい人ばかりではなく人間関係も構築されていないので他のスタッフから様子をうかがわれているように感じるのでしょう。それだけに院内で窮屈さを感じ、スキルはあっても活躍につながらないのは当然だと思います。

　採用した側にとっては、専門職だからその経験と能力を期待しています。しかし、この事例では、経験者・専門職だからこそ、「期待に早く応えたい」と入職後早い時期にプレッシャーもあって落ち込むこともあるということを気づかせてくれました。

　経験者であれ未経験者であれ関係なく、入職して2週間から1ヵ月の間は、安心して業務を覚えてもらうにはどうしたらよいのかを考える必要があります。この事例でわかったように、専門職はとくにプレッシャーを感じることのないように目を配っておく必要があります。

### ●問題点
☑ 経験者で転職看護スタッフが入職3日目に激しく落ち込んだ
☑ 院長／院長夫人も他のスタッフもそのことに気づかなかった
☑ 経験者だからこそプレッシャーがあることに気づいた
☑ 経験者だからと本人任せにして入職後のフォローができていなかった

## ■対処したこと
### [入職前からフォローする]
　経験者／専門職であっても、
・入職前にどんな職場であるかを確認してもらう

・入職後にはフォロー（業務支援、精神支援）をする

ことが必要であると実感しました。そのため、以下のことを始めました。

① 新人スタッフが勤務を開始する前に、いちどクリニックに入職の手続きに来てもらい、労働条件をきちんと説明する。また、実際の労働現場を事前に見てもらい、現場のスタッフからも説明してもらう（想像と異なりショックを受けないように）

② その際に、指導を担当することになるスタッフにも会ってもらい、入職日（勤務開始日）について打ち合わせてもらう。入職日当日、あまり早く来てもらって手持ち無沙汰になったり、一人ぼっちになることがないようにしておく。わからないことがあれば指導担当者に何でも相談できるようにする（精神支援、リフレクションタイムに質問できるように設定する）

③ クリニックで用意するものとして、勤務開始日までに、制服、名札、ロッカー、靴箱などなどを用意し、不足しているものがないかを確認しておく。当日になって、足りないものが出てきたら、新人にとって「私はその程度の扱い」と、歓迎されていない気持ちになる

④ 入職日には、先輩スタッフのほうから積極的にあいさつの声かけと自己紹介をしてもらうように決めておく

⑤ 新人研修の一環として、先輩スタッフも混じってワークショップの実施

［例］「価値観カード」

グループメンバーに一人ずつ「価値観」について、語り合ってもらう。これによって、相手が大切にしているものを知るきっかけになり、お互いに理解しあうことにもつながる。ただ、3年目のPTによると、新人は本音が出しづらいこともあるので、しばらくして慣れたころにまたワークショップをするのもよいという

⑥ 振り返り

入職してから2ヵ月間、毎日、新人スタッフには一日の業務終了を20分早めてもらい、10分でその日の振り返りの時間として、振り返りシートに記入してもらう。残り10分間で、そのシートを見ながら

指導担当者と対話、気になることがあれば質問してもらい、指導担当者も良い面と気になった面をフィードバックする。大切なことは、互いに気になっていることを先送りにせず、その日のうちに伝え合うことだと思う。支援はタイミングが大切である

[その後の経過]

指導担当者をつけての新人教育というシステムは、いずれも勤務時間内の業務として行うことから、事務職、専門職問わず歓迎されました。新人スタッフの早期離職も少なくなりました。理学療法士の新人スタッフは、病院勤務のときよりも多くのことを教えてもらったという肯定的な感想もありました。

# 気立てが良かったスタッフに
# 現れたブラックな裏の顔

## 院長 / 院長夫人も知らないことが多々あった

#開業４年目　#スタッフの不仲　#経営者が把握できてない　#ものが言いやすい職場　#離職

## ■ CASE

　３年前から勤めてくれている M は、気立てのよいかわいらしいスタッフ。控えめな性格で言いたいことがあるのに口に出すことができないのではと心配になるほど。そのていねいな仕事ぶりに好感をもち、将来が楽しみなスタッフだった。

　ところが、最近、その M と他のスタッフとの間にトラブルが多発していることを耳にはさんだ。退職するスタッフから、「M さんに当たり散らされたため辞めるんです」とか「辞めるまでの１年間、M さんにあいさつしても返してもらえませんでした」と聞かされた。

　M はふだん院長や院長妻にはていねいな対応しているので気づかなかったのだが、他のスタッフには圧を与えていたようで、「影のドン」とさえ呼ばれていたとのこと。知らないこととはいえ、びっくりした。

　あれだけ控えめな優しい印象だった人が時間が経つとこんなにも変わるものだろうか。何かの経験が人を変えたのか。院内で何かトラブルがあったのか。このままでは、さらに辞めていくスタッフも出てきそうだ。本人に注意することで変わるだろうか。

## ■考えたこと

　今までていねいな仕事をしていたのに、いつのまにか、面倒な業務を後輩に丸投げするようになった、他のスタッフに降圧的な態度を示

すようになった、というようにスタッフが長年に働いているうちに態度や行動が変わり、ずいぶん人柄の印象が変わる（本性が現れる）ことはよくあるようです。

このケースでは、いろいろ確認してみると、
・入職当初は真面目できちんとして控えめの印象だった
・仕事に慣れスキルが向上しリーダーの側近となり、"主要な人物"となった
・その結果、組織の中で一定の力をもつようになった
・他のスタッフの退職原因となる人物になっていった
と考えられます。さらに、院長や院長夫人にはていねいに接している反動が、他のスタッフへの不機嫌となって現れてきたと思います。そのため裏表を使い分ける人であるという発見が遅れたことになります。

現場には、院長や院長夫人が気づかないことが案外多いと思っています。とはいってもすべてを把握することはできませんし、把握する必要もないと思います。ただ、度が過ぎていることを聞いたり見たりしたら、トラブルになる前に芽をつかみたいものです。どうやって知ることができるでしょうか。

## ●問題点

☑ 気立ての良かったのにいつの間にか他スタッフからの評価が割れた

☑ 性格が変わったきっかけは院内にあるのか気になった

☑ 調査したらそのスタッフによるトラブルが複数発生していたようだ

☑ 退職させるという選択を避けたいがそのスタッフと話し合えるのか

## ■対処したこと

### [ものが言いやすい仕組みづくり]

院長／院長夫人が知らないうちに、いつの間にかトラブル（あるいはその芽）が生まれていました。これからのことを考えると、このような事態が生じたのも肝心な情報を"知らずにいること"にあると考え、そんな状況をできるだけ減らすことにしました。

そのためには、ふだんからスタッフが「ものが言いやすい」ように感じてもらうように心がけました。可能な限り、どのスタッフとも"心理的安全性"を意識して、たとえば院長・院長夫人側から困ったことや気がかりがないか、常日頃から聴くようにしました。

　また、高く評価しているスタッフのネガティブ情報は、院長／院長夫人の耳に届かないことがあることも念頭に置いておく必要があります。

　そのうえで以下のような「ものが言いやすい」仕組みをつくりました。

①院長／院長夫人に話しかけにくそうにしているスタッフがいれば、フランクに話のできる別のスタッフに状況を把握してもらったり、本人に聞いてもらうようにする

②自分の目でスタッフたちをよく観察

・スキルの高い人はストレスが高くなりがちと考えて、どうやって発散しているのか知る

・スタッフ同士の関係性＊を観察する。今の時代、人同士の関係は希薄であることも多いので、一人で抱え込まないで話してもらうよう働きかける（＊利益だけでつながる関係か、仲がよさそうに見えて一方が不満をかかえている関係なのか、など）

③プライベートなことも聞いてみる

・息子が独立、娘が結婚、子どもが受験、子どもが反抗期、家を買った

・親の介護がある、舅がなくなり姑が一人になった

・夫の定年、夫ががんで手術をする

　など家庭の小さな環境の変化がスタッフに大きな影響を与えていることがある


[業務の偏りを調整]

　スキルが高く勤務頻度の高いスタッフにどうしても頼ってしまうので、業務が偏り一人の負担が大きくなっています。不満があっても言えないスタッフの爆発→退職に至る可能性もあることを想定して危機管理の対応をとりました。不満を吐き出せる環境づくりも必要です。また業務の偏りがわかれば業務量を調整することにしました。

## CASE 19. スタッフの気質にとまどう

# 集中すると周りが見えないのでミスが心配

### 医療安全としてミス防止のシステムづくり

#開業13年目　#ワーキングメモリ　#医療安全　#システムづくり　#うっかりミス防止策

## ■ CASE

　とても熱心なのはいいけれど、一つのことに集中すると周囲が見えなくなってしまうスタッフがいる。患者さんの応対中に電話に出て、応対していた患者さんのことが抜け落ちる。「○○を倉庫に移してね」と言うと「わかりました」と返事はするものの、3日間そのままになっているようなケースが頻繁にある。注意すると「すみません。混んでいて焦りました。気をつけます」と反省し素直に謝るが、また同じようなことが起こる。

　どうやら性格・資質もあって、本人にあまり自覚はないようだ。しかし、ちょくちょく他のスタッフからも指摘されることがあるという。患者さんが混んでくると、過度に緊張しよけいに意識することで失敗してしまう。一つに取りかかると、他の状況は把握できないことがあり、一緒に働くみんな（私も）はどう動いたらよいか困ることがある。

　そのスタッフには一つのことに専念させるほうがいいのだろうが、外来ではあちこちへの目配りが必要になることもある。本人に悪気はもちろんない。努力して克服することもむずかしそうだ。

　そのため、院内の仕組みを変えたり、工夫をすることで一緒に働けるようにしていけたらよいのだけれど、私としてはどうしたらよいのか悩みはつきない。

## ■考えたこと

　外来は入院での対応と違い、初療であり、その場で指示が出ます。また待ち時間などへの配慮など業務は常に突発的に発生し、業務に優先順位をつけることになります。いわばスタッフはその場その場で発生する事案と格闘しながら業務を進めていくわけです。それができなければスタッフはいつまでも残業することになり、患者さんはいつまでも待たされることになります。

　しかし、なかには同時に二つのことができない、その場にいたのにその場で出た指示や事象が記憶に残らないという人もいます。このような人はワーキングメモリ＊（多くの事象が発生する場合での短期記憶）の働きが弱いことに関係するかもしれません。

　一つのことに過度に集中すると、周りを見ることができなくなる人もいます。このケースの本人は自分のことを理解しているようです。そのため、事態を後から振り返ると謝るし、「何とかしたい」と考えていることがわかります。しかし、その渦中は気づかず、注意をしたところで、状況は変えられないと思います。

　ただ、本人に悪意がなくても、業務が重なるときのミスが患者さんに悪い影響を及ぼすことは避けねばなりません。もともと人柄もよくモチベーションもあります。私たちはこの人材を活用できる環境を用意したいと思います。

### ●問題点
☑ 一つのことに熱中すると基本的に周りが見えなくなるスタッフがいる
☑ クリニックとしては一人に単一の業務だけをさせることがむずかしい
☑ 本人に悪気はないので叱責できないし無意味な行為とわかっている
☑ しかし患者さんに迷惑をかけることがあり困っている

## ■対処したこと
### [医療安全の視点でクリニック全体のシステムを考える]

　このようなケースでは、本人に心構えを説いたり注意を促したり、

個人を責めるより、"医療安全"の視点でクリニックの全体のシステムとして捉えるべきと考えました。

　ワーキングメモリは、努力で拡大できたとしても、個人差はあります。そこで、ミスが頻繁に起こるような作業には、誰が行っても、またどんなに忙しくても業務が重なったり忘れたりミスなくできる仕組みづくりを考えました。

①どこでどんなミスをしがちなのか、そのときの状況や本人の心理状態を把握する（本人が持てる業務数と工程の把握＝持ち過ぎない自覚、持たせ過ぎない配慮）

②院内全体として緊張しても作業量が増えてもミスを防ぐ仕組みが必

**⑭ウェアラブルメモ**

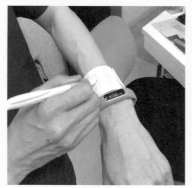

**⑮患者さんへの声かけ忘れ防止シール**

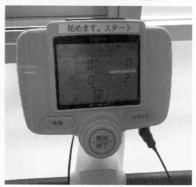

**⑯手順忘れ防止シール**

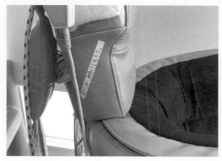

要と伝え、具体的な方法を説明する

③ミスを防ぐ仕組みとして

・手首に装着しメモできるウェアラブルメモを活用し必要時に備忘のためメモしてもらう（⓮）

・うっかり忘れ防止のための注意書きシール（テプラなど）を業務に関連する器具等に貼って覚えなくても思い出せるようにする（⓯、⓰）

・たとえば電動ベッドで患者さんが横臥しているとき、いきなりギャッジアップすると、患者さんがびっくりするので、「では始めます」など声かけが必要な場面がある。そのような場面では、その言葉を書いたシールを患者の目に触れにくいが作業する担当者にはよく見える部分に貼り付ける

・忘れ物防止クリップ

・Ｘ線の指示箋で撮影部位の左右を色分け

などを考え、使ってみたところ、間違いの回数は減ったように思います。

　ただ、ミス防止案を考えてスタッフに提案してみてもスタッフ自身のニーズに合っていなければ活用してくれません。そこで「間違えない」、「忘れないこと」を最優先として、スタッフと一緒に仕組みを作っていくことが大切であると思いました。また、個人の特性を院長や周囲のスタッフが理解しておくことが必要だと実感しました。

＊メモ：ワーキングメモリ
　目や耳から入った情報を記憶して同時に処理する脳の機能のこと。医療現場でいえば、複数の仕事を効率よく進めるのに重要な作業記憶で、患者さんの着脱を手伝いながら、次の患者さんを何分後くらいに呼べるのか気にしつつ、院長からの指示を受けるようなむずかしい状況に対応する様子。必要なときに必要な物が想起される

# 機嫌の浮き沈みが激しくて
# 雰囲気を暗くするスタッフ

一人の言動でも影響が大きいと伝える

#開業11年目　#不機嫌　#不機嫌ハラスメント　#解雇できない　#話し合い

## ■ CASE

　スタッフDは、仕事はそこそこ早いが、自分の段取りどおり進まないとイライラを隠そうとせず、すぐ不機嫌になり、それを無言で表現する。機嫌のよいときもあるが気分屋で、ちょっとしたことで、すぐに機嫌が悪くなる。

　朝から不機嫌なときもあり、「おはよう」と声をかけて返事の様子から今日は機嫌がよいか悪いかを判断している感じである。他のスタッフも、Dの顔色を見て、機嫌がよくないとわかったらなるべく話しかけないようにとピリピリして重苦しい雰囲気になっている。Dは常勤なので勤務数が多く、院内の雰囲気が毎日のように暗くなる。Dの顔色をうかがっては、院内全体のテンションも落ちている。

　態度だけでなくDに何かを言っても返事をしないといった行動もある。見かねてDを注意すると、他のスタッフに当たり散らしていたようだ。あるスタッフが辞めたのは、Dのせいかもしれない。こんな状況が何年も続いている。どうしたら、Dを変えることができるのだろうか。

## ■考えたこと

　スタッフに限らず、同じようなケースとして、厳格だがいつも不機嫌な顔の院長のいるクリニックでは、スタッフも院長の顔色を見ていて、やはり雰囲気はよくないです。正直なところ、"不機嫌"が醸し出

す雰囲気は、立派な環境破壊であると実感しています。

　不機嫌な人に対して機嫌をとろうとすると、よけいに不機嫌を表出するので困りものです。一人のスタッフの不機嫌によって、院内のチームワークがだんだんほころびてきます。組織にとって、不機嫌は決して小さな火種ではありません。

　このような環境破壊が長引けば長引くほど、他のスタッフに影響を与え、離職する人が出てきます。患者さんの評判も悪くなります。今のうちに手を打つべきでしょう。

●問題点
- ☑ いつも不機嫌なスタッフが一人いて、みんな顔色をうかがっている
- ☑ そのため、そのスタッフのいるチームの雰囲気が暗い
- ☑ 他のスタッフが嫌気がさして離職したかその可能性がある
- ☑ こんな状況が何年も続いている

## ■対処したこと

　結果として、いろいろな経緯があってDは辞めてしまいました。

　そこで、いつも不機嫌（あるいは感情の起伏が激しい）なスタッフがいたら、どう対応したらよいかを改めて考えました。

### [不機嫌に対する心構えを改めた]

　「なんでそんなに不機嫌なのか」と文句のひとつも言いたくなりますが、こちらも一緒に不機嫌になっては、よけいに院内が暗くなりますので我慢します。

　院長／院長夫人自らは、考えを次のように改めることにしました。

①「機嫌よく」していることが仕事の１つである

②不機嫌なスタッフに対しては機嫌をとる必要はなく、他のスタッフにも別に機嫌とりをなくしていいことをしっかり伝えておいた

## ［不機嫌なスタッフへの注意の仕方］

①注意する場合、感情的にならないよう意識する。自分の尊敬する人物なら「こう話すだろう」とイメージすると客観的かつ冷静になれる

［例］
「挨拶や声かけに応答しないことなど不機嫌な態度、言動があると、気をつかってしまう。チームの雰囲気が悪くなっていると感じるので、はっきり聞こえるようにあいさつや返事をしてほしい」

②よく観察して、機嫌がよくて良い表情を見つけたら
「今の顔、すごくいい。いつもそれでいて」
とリクエストし続ける。正直なところ、これで相手の行動変容につながる可能性は低いと思うが、関係を気にして長々と悩むより、いちど本人ときちんと向き合って正攻法で話してみる勇気はとても大切と考えて続けてみる

③話してみると、不機嫌の原因が職場の問題だけでないことがわかることもある。自分の体調がよくない、家庭環境の問題、職場の環境や同僚への不満が原因のこともある。じっくり聴いてみると、不機嫌の背景がわかり見方が一部変わることもある。背景を考慮しつつ仕事と両立できるよう一緒に考える

　このような対応をしても一気に解決というわけにはいきませんが、
「クリニックにとって、一人のスタッフの存在は大きく、その一人の言動による影響は大きい」
ということをていねいに説明し、わかってもらうことが大切です。
　なお、院長が不機嫌でしたら、院長にも「不機嫌が院内の環境破壊になっている」と伝えておきます。院長も院長夫人も相互にフィードバックし合う必要があります。

# 面接では好印象だったのに
# 実務の態度にがっかり

面接で苦手な人や事をどう乗り越えてきたかを質問

#開業３年目　#採用のむずかしさ　#こんなはずじゃなかった　#面接で何を見るべき

## ■ CASE

　新人の女性受付スタッフを採用した。面接で受け答えがハキハキしていて、てきぱきとした印象をもったのが採用の理由。最初の研修では飲み込みも早かったので、戦力となってくれることを期待していた。

　しかし、実際に受付業務に入ると、応対する患者さんによっては、嫌悪感を露骨に出すことに気づいた。他のスタッフに対しても同様で、嫌いな人にはほとんど口もきかないようだ。面接であれだけ印象がよかったのに、人が変わったような態度を見て驚いた。これでは、患者さんからクレームがきそうだし、院内の人間関係にもひびが入ってしまう。

　期待していただけに、採用に失敗したと思った。自分に人を見る目がないことにも落ち込んだ。これから、人を採用するとき、どこに注意したらよいか、わからなくなった。

## ■考えたこと

　「実際に採用してみないと判らない」とはよく言われることです。面接時に能力が優れているように思えても、業務に就いたら予想外の働きぶりでがっかりさせられるケースも少なくありません。

　このケースのように、実際の業務に支障をきたすほど「人への好き嫌い」が激しいことを、面接時に把握するのは困難です。

　「すべての人に愛想よく」とまでは言いませんが、医療現場では患者

さんには、気配りが重要ですし、患者さんも相手の感情に敏感です。苦手意識があっても露骨に表情や態度に出るようだと、窓口業務ではむずかしいものがあります。また、職場としても、スタッフ同士、相手によって態度を変えるようでは組織がぎくしゃくします。かといって、どうしても苦手なこと、嫌いなことを我慢させてまで仕事をさせると、そのスタッフにとっても院長／院長夫人にとってもお互いに不幸といえるでしょう。

　今後のことを考えると、できれば採用面接時にそのことを把握したいものです。ただし、採用面接にあたっては、NG とされる質問項目が増えてきたので要注意です。では、どんな質問がよいでしょうか。

●問題点
- ☑ 面接で有能で好ましい印象の人を採用した
- ☑ しかし、実務では人の好き嫌いが露骨であるこに気づいた
- ☑ 患者さんからの評判も悪くなり院内の組織もヒビが入ることが心配
- ☑ 面接で人を見る目に自信をなくした

## ■対処したこと

　このケースを機に、採用面接のときの質問をとても重視するようにしました。

### [面接での質問に工夫を加えた]

　その人の性格、能力、得意なことだけではなく、できるだけ
・苦手なこと
・耐えられないこと
にどう対処して生きてきたかということも聞いておくようにする

### [面接での質問例]

①「趣味はありますか？」、「趣味は何ですか？」
　というありふれた質問でも、趣味はストレス発散できているか？。

つまり、ストレス発散手段をもっているかがわかる。また趣味がライフスタイルを反映している場合もある。たとえば、海外旅行が趣味であれば、長期の休暇が必要だし、"推し活"でもそれが趣味であれば、その理由を聞くことで何らかのエピソードも聞けるかもしれないし、その人の価値観がわかることにつながる

②「接客業の経験はありますか？」

　医療は、対人関係が重要な現場だ。さらに聴いておきたいのは、「理不尽なクレームに対応したことがあるか」ということ。「10分しか待ってない患者さんから『どれだけ待たせるのか』という要求があったらどう答えますか？」という具体的な質問をしてみる。その返答例で考え方や価値観を知ることができると思う

③「残業にストレスを感じたことがありますか？」

　それまでの職歴で残業になった経験を聞いて、ストレスだと感じたときの理由、状況などを教えてもらう。たとえば、「残業が多くていやだった」とか、「一人だけ残業になったのがつらかった」など。医療現場では、季節によって患者さんの人数が増えたり、患者さんの病状によっては残業になったりすることがあると面接者に伝えることにもなる

④「過去に学校や職場で苦手な人にどう対応してきましたか？」

　どんなタイプの人が苦手なのか、そのような苦手な人とどう関わってきたのか、自分できちんと対応できていたのか、など聞いてみる（「苦手な人はいない」という回答はそれ自体がうそです）

⑤（最後に）「あなた自身を表す名詞と動詞を3つずつ教えてください」

　抽象的な質問に思えますが、質問の意味がわからないなりに「名詞」、「動詞」を理解して、「自分をどう表現しようと努力するか」を見ていれば評価することができると考えた。たとえば自分を『怖がり』と表現する人は、慎重な人といえると思う

⑥質問が終われば、「最後の質問はむずかしかったですね」と慰労して、面接を締めくくるようにする

CASE **22.** スタッフの気質にとまどう

# コロナ禍以後簡単に理由を 見つけてすぐ休むスタッフ

人により違うポテンシャルに合った働き方を

#開業13年目　# COVID-19 #休みたいだけ？　#ポテンシャルが低い　#働き方改革

## ■ CASE

若いスタッフのMは、何かにつけて「しんどいから休みます」と頻繁に休む。勤務していても、ちょっと働いてはすぐに「疲れた」などと言ってすぐに休もうとする。スタッフの中には、少々の発熱でも、「大したことない」と言って出勤してくる50代もいるのに……。実際にそうたびたび休まれると、勤務表の変更などで困ることが多い。

院長の世代（昭和）からすると、「しんどいから休みたい」という理由が理解できないようだ。

そんな調子だから、院長が短時間の間に「あれやっておいて！　これやっておいて！」と指示してもうまくできない。そんなMに院長がイラついてしまい、不機嫌モードになりがち。

コロナ禍で、発熱に対してみんな敏感になって、発熱したら早めに報告し指示に従って休みをとるというルールができたように思う。それはいいのだが、「しんどいから休む」ということに対して、以前のような後ろめたさがないような気がする。そのためだと思うが、Mはすぐに「体調が悪い」と理由をいって簡単に休むことが増えた。本当にしんどいんだろうか。どうしても「ただ休みたいだけではないか」と疑ってしまう。

## ■考えたこと

確かに新型コロナウイルス感染症が拡がったことで、発熱があると

報告を受けると「しっかり休むように」と指示することが当たり前になりました。しかし、「しんどい」と言ってすぐに休む人は、やる気や覇気がないとされてきました。

　これまで、やる気や積極性がある人は評価を高く、それが見られない人は低くしてきました。しかし、振り返ると、積極性が低くても長く勤続してくれるスタッフもいます。一方で、積極性が高い分、排気ガスをまき散らすように周囲にあまりよくない影響を及ぼすスタッフもいます。

　経営する立場でいえば、スタッフには細く長く続けてもらうことも大切です。やる気や積極性も大事ですが、一方で休みを多く必要とするスタッフもいると考えています。コロナ禍のなかで、発熱して仕事したくても出られない人を見ると、単に本人のやる気や覇気の問題ではないと思えるようになりました。身体がついてこれないことがあるのではないかと考えるようになったのです。

　そこで、考えたのは、「人によってポテンシャルの総量には差があるのではないか」ということです。人の表出される能力は経験や努力で変わっていきますが、たとえその人のスキル（パソコンでいえばCPU）が高くても業務量や処理する時間がその人の容量（メモリ）に合わなければ、対応できないことになります。その人のポテンシャルに合った活用法や育成プランがあってもよいと思えます。

　たとえば、同じ37℃の熱があった場合、休みたい人と仕事をしたい人がいます。似たような環境の中でも、活き活きと業務をこなす人とちょっとの業務でグッタリとする人もいます。

　そう考えると、ポテンシャルの低いスタッフに「これくらいできるだろう」といたずらにハッパをかけてしまうと、その人をつぶしてしまう可能性もあるのではと考えました。

　そこで、果たして「覇気がないことを是正する」ことが良いのかどうかを再考し、「人それぞれ」という意識に変えたいと考えています。

●**問題点**
☑ 新型コロナ禍で休むことへのハードルが低くなった
☑ 一人のスタッフが「しんどい」という理由だけで休みたがる
☑ 院長や一部のスタッフは"元気はつらつ"をスタッフに期待している
☑ 院長はただ「休みます」というだけの理由に不満を持っている

## ■対処したこと

### [意識を変えた]

　まず"覇気がない"のは、現時点でのポテンシャルがもともと低めと考えることにしました。「積極性あり・覇気あり＝貢献度の高い人」と単純に評価しないことにもしました。

　そこで、朝からバリバリ働いてほしいとハッパをかけるのではなく、「しっかり睡眠をとって、朝、きちんと出勤してくれたらよし」という認識に改めたのです。こう考えることで、その人に対する期待値をいたずらに上げなくてすみます。そう考えると、イライラを抑えることができました。

　その人のポテンシャルの状態で、課題解決に取り組んでもらえるように、期待値をすり合わせるようにもしました。そうすることでMが自分らしく働けたり、活気のある人柄でMを引っ張ってくれるスタッフもいたり。院長夫人が意識を変えることで、院長も受け入れざるをえないと感じています。

### [働き方を変えた]

　Mに限らず、スタッフはそれぞれのにその人らしさがあり、ポテンシャルも違うと認識し、そのポテンシャルに合った働き方を考慮することにしたのです。

　ポテンシャルの違いだけでなく、さまざまな環境（育児、介護、持病など）の違いによって働き方を変えることにもつながります。

　例として、「週40時間の勤務が常勤の必須条件」と考えることをやめ、給与が下がっても家庭の都合などで働く時間数を下げたい人にも対応

することにしました。こうすることで、常勤と同じ保険や年金加入も
あり、有休も付与されます。クリニックにとっては、そのスタッフの
スキルを十分に発揮してもらえるようになったと考えています。とく
に関西に多い外来の分割業務には、必要と思います。
　新しく入職してきたスタッフには、半年ほど様子をみて、1on1ミー
ティングし、希望も聞き、こちらの捉えた感じも伝え、ポテンシャル
に合った働き方を同意を得て決めるようにしています。

# 収益に貢献している自負から
# 特別扱いを求めるPT

専門以外の業務にも目を向けてもらう工夫を

#開業15年目　#邪魔なプライド　#休特別扱い　#組織風土

## ■ CASE

　リハビリは1単位20分だが、その間に、PT（理学療法士）は患者さんとのお話、記録、消毒、次回の予約などの時間も考慮しないといけないことは承知している。しかし、PTから「1単位で足りないのですべて2単位でさせてほしい」と言ってきた。

　話を聞いてるとその他にも「時間が押してしまうこともあるので許してほしい」、「リハ助手を配置して予約の管理を頼みたい」、「1単位ごとに記録時間がほしい」、「私たちは専門職なので、計画書の作成もあるし、文献を読む時間も必要。だからリハビリ室の掃除や片付けは事務方でやってほしい」などの強い要望が次々出て来る。予約が詰まってくると助手も欲しいと考えているようだ。

　半面、予約に空き時間ができても、掃除や混んでいる受付の手伝いや物品の運び入れなど、自分の専門以外の業務はしようとしない。こうしたサポートし合う気持ちもない専門職のプライドが職種間に対立を生んでる。

　彼らとはいろいろ話し合っておきたいが、話し合う前から、「私たちは稼いでる。他と一緒にするな」という態度が感じられ、チームワークに相当悪い影響を与えている。鼻っ柱を折りたくなる。

## ■考えたこと

　クリニックは、医師はもちろん、看護師、薬剤師、放射線技師、検

93

査技師、理学療法士（PT）など専門職の役割が大きくなり、彼らは自分の仕事にプライドをもっていて当然です。彼らには得意とするところで存分に力量を発揮してもらいたいと思います。スペシャリストも受け入れますが、他のセクションとのバランスとりがむずかしくなってくることもあります。とくに整形外科では、リハビリテーションの領域でPTの裁量が大きく、クリニック全体でマネジメントを考える立場としては、やりづらいところがあるのも事実です。

　PTのリハビリについては1単位きっちり20分で治療していると、どうしても時間が延びがちなのでインターバルが必要と考えるクリニックもあります。しかし、1単位ごとにインターバルをとっていたら、週当たりの患者さんの予約枠が少なくなってしまいます。治療以外の業務を事務方で担当させるのも、事務スタッフに負担がかかってしまい、増員すると人件費が増えます。予約に空きがたくさんある状態では、採用できません。

　リハビリテーションもいつも予約でいっぱいとは限らないし、空き時間もあります。そんなとき、他部門の応援に回ることがあってもいいと思っても、専門職意識が高いせいで助け合う意識が出てこず、特別扱いだけを求めるPTがいるのも確かです。

　もっと協力的かつ臨機応変に対応できる方法があるだろうと考えました。

●問題点
☑PTがリハビリ1単位ごとにインターバルを要求してくる
☑PTの要望どおりにすると予約枠が少なくなる
☑PTが空き時間があっても他部門を手伝おうとしない
☑ 専門職だからと特別扱いを求める

## ■対処したこと
### [本業以外の業務を拒否する姿勢を変える]
　時間内に本業に専念してもらうために周辺業務は最小限でもやむを

えないと思いますが、本業以外の業務を拒否する姿勢を変えたいと考えました。

　そもそも入職前の段階で、他部署への応援や雑務も業務の一環であることを説明し了解を得ておくことが必要と考えました。もし自分の専門にこだわり他の業務を極端に拒否する人はクリニックには不向きと考えたほうがいいかもしれません。説明のなかでは、PT 以外の業務がどのようなものであるのか思い浮かべやすいよう具体的に説明しておきます。

## [治療以外の業務と他部門への応援について]

　そのうえで、専門業務を発揮してもらいつつ、他の業務にも目を向けてもらう工夫として、

①予約がない時間にどんな業務をしているのかを把握する。抱えている症例でアプローチを考えたり、文献を調べたりしているかもしれない。院長の意向もあるので、院長から確認してもらうことにした

②"業務改善"をテーマに他の職種と一緒に話し合いの場をつくった。

　たとえば、「リハビリテーション総合実施計画書」の印刷、150 日超え患者さんの対応や目標設定の管理、介護度の確認などは、PT にとっても他の部署の支援を受けていることを知ってもらった

　他の職種も PT の周辺業務を伝え、他職種の業務を PT にも知ってもらいました。PT にも手すきのときにすべきことをまとめた「手すきリスト」を用意しています（⓱）。

　このようにして、患者さんをクリニック全体で総合的に支援をしていることを認識してもらって、状況に合わせて互いに応援できる風土をつくっていくことにしました。

　結果として、PT の専門性を他職種が理解するとリスペクトが生まれ、自然に PT をアシストする空気が生まれ、そのアシストに PT は感謝やお返しができようになったと思います。

## ⓱PT用手すきリスト

### PT手すきリスト

| 項目No. | | 実施状況 | | |
|---|---|---|---|---|
| | | 実施日・実施時間 | | |
| | | 日付 | 時間 | 時間 |
| 1 | 自部署以外状況の把握により、患者さんの滞在時間が短くなるように貢献する | | | |
| 2 | 待ちすぎている患者さんはいないか待合確認 | | | |
| 3 | 受付カルテ出し | | | |
| 4 | Web問診の案内 | | | |
| 5 | 問診票確認 | | | |
| 6 | カルテを確認し診察室へ行き運動器新規患者の獲得 | | | |
| 7 | 診察室での患者呼び入れ | | | |
| 8 | レントゲンの指示受け、カルテ移動 | | | |
| 9 | 初診カルテにパンフレットを挟む | | | |
| 10 | 初診S)のカルテ入力 | | | |
| 11 | 紹介状、検査結果のカルテ入力 | | | |
| 12 | 診察室での運動指導 | | | |
| 13 | 松葉杖指導 | | | |
| 14 | 物療、アクセラスの実施 | | | |
| 15 | 洗濯物を畳む | | | |
| 16 | エコーの清掃、ゼリーの補充 | | | |
| 17 | 計画書、目標支援管理シートの作成 | | | |
| 18 | 計画書のアドイン | | | |
| 19 | 物療機器点検 | | | |
| 20 | 院長指示の資料作成やコピー | | | |
| 21 | ストレッチ等、パンフレットの作成および改定 | | | |
| 22 | 自身の提出課題 | | | |
| 23 | RCCの資料作り | | | |
| 24 | 使わない単語登録の削除 | | | |
| 25 | 使わないテンプレートの削除 | | | |
| 26 | 今、話題のニュースを院内放送する | | | |
| 27 | カーテンレール掃除 | | | |
| 28 | 電動ベッドのジャバラ掃除 | | | |
| 29 | パソコン周辺、電源コード周りの掃除 | | | |
| 30 | 患者用トイレ2か所ラウンド・清掃・消毒・ごみひらう | | | |

## ［治療時間とインターバルについて］

　PT からインターバルの要望については、

①治療は疾患に応じて１単位の場合と２単位の場合があるが、２単位

必要とPTが考える場合は担当PTの裁量で決定するようにした。ただし、診療報酬の返戻時には注意している

②3単位ごとに5分のインターバルをとり、消毒とトイレ時間にも充てているが、記録までは時間がないので、終了後にまとめて記入するようにした

③予約はPT自身が確認。予約票の出力や患者さんへの説明は会計担当者が行うことにしたが、その後、予約システムを入れ、その作業自体をなくした

とにかく、時間内に終了することの意識を徹底してもらいました。

時間を超過すると、

「患者さんの次回以降の満足度が下がってしまいデメリットが多くなる」ことを伝え、理解を得るようにしました。

# 院長が頼みとする看護師が
# 実は他職種には高圧的

## コンタクトを増やしフィードバックを続けた

#開業３年目　#専門職のプライド　#高圧的態度　#スタッフの不仲　#フィードバック

## ■ CASE

　勤続歴が長い看護師Ｇは、患者さんの対応力や看護の技術も高く、テキパキとして院長の信頼も厚い。ミーティングのときも率先して意見をまとめるリーダー的な存在。他の看護スタッフからも頼りにされている。

　しかし、先日、ある事務スタッフからびっくりするような話を聞かされた。患者さんからの評判もよい看護師Ｇだが、事務スタッフには、かなり高圧的で看護師以外のコメディカルをバカにしたように「そんなことも知らないのか」というような態度をとっていて疎まれているそうだ。そこで、他の事務スタッフにも聞いてみたところ、Ｇに対して同じように感じて萎縮しているとのことだった。振り返って考えると、ミーティングのときも事務スタッフの意見にいつも共感せず、取り上げなかったように思えてきた。

　これまでＧを全面的に信頼して高い評価をつけてきたが、今後、どういう評価をしたらよいのか悩む。Ｇのテクニカルスキルが高く、診察を回していくという貢献度はとても高い。しかし彼女が原因で事務スタッフの離職や組織がまとまらないなら考えないといけないと思えるようになった。

## ■考えたこと

　どこのクリニックにも、同僚から頼られて経営者の信頼も厚いスタッフがいると思います。しかし同僚の評判がよいと思っていたもののスキルの高さが人間性の低さをかくすことはよくあることです。

　同僚の評判がよくても、それは自分たちの部署を強く守ってくれるからだったり、立てておけば機嫌がよく、自分たちに災いが降りかからないという道を選択するのです。事務職と看護職では、看護師1人で事務職3人分の圧があることも少なくありません。

　院内で頼りになるとされる人物は、たいてい常勤である人、古参である人、院内では"主要な人物"である人ではないでしょうか。そのような"主要な人物"は、往々にして"声が大きい"ので影響力があります。声の小さい人はその主要な立場の人に対してものが言えないので、経営する立場としては、声の大きな人が話をまとめてくれるのかと思ったりします。これでは事実にたどりつけなくなってしまう可能性があります。

　もう一つ問題なのは、知らないうちに、ハラスメントにもつながることです。

●問題点
- ☑ 頼りがいがあると評価されている看護師が事務職から疎まれている
- ☑ その看護師は院長の知らないところで事務職を見下していた
- ☑ このままでは事務スタッフの辞職につながる
- ☑ 院長として高評価をつけていたが今後は評価を見直さないといけない

## ■対処したこと
### [研修をきっかけに表出した気持ちに考えさせられた]
①スタッフルームでGが他の看護師と一緒になって事務職を批判していると聞いたので、当の事務職がどこまで知っていているのかヒアリングしてみた

②聞いてみるとGがかなり陰口をたたいていることがわかった。そこで、とりあえず効果があるかどうか別にして、外部講師による研修で「リーダーの影響力」や「心理的安全性」をテーマに取り上げてもらい、個人的にもいろいろ話をしてもらった

③意外にも研修によってGに反応がみられた。話を聞いてみると、良

くないことをしていたという自覚はあるようだが、それとともに「院長や院長夫人が看護師の気持ちをわかってくれてない。事務スタッフは、経営者に守られているのに、看護師は自分たちだけで戦っている」という思いが表出された

④Gが表出した思いに院長／院長夫人も考えさせられることになり、改めて看護スタッフとのコンタクトを増やすことにした

⑤その後、Gへのフィードバックの機会を増やしたことで、事務スタッフへの圧は弱くなった印象がある

⑥事務スタッフには、圧に負けないこと、小さなハラスメント、忖度の要求に迎合しないように伝えた。またプライドをもつことも大切であることを伝えた

⑦こうした経過を経て、チームの雰囲気も少し改善した


**[スタッフに聞く評価は個人的フィルタがかかっている]**

　まず、経営する立場として、スタッフから聞く他のスタッフの評判（評価）は、個人的なフィルタを通して入ってくること、声の大きい人の意見が全体を代表しているわけではないことを承知しておくべきと考えました。そのうえで院長／院長夫人のスタンスとして、

①意見が合うときも合わないときも、相手の話をきっちり聞ききることが大事

　このケースのようなスタッフには、「それなりの信念がある」と予想しておき、逆に自分たちの方がぶれていることもあるかもしれないと考えておく。賛成するときも反対するときも、根拠を持っていることが多いと実感する。その根拠は私たちを納得させるものかもしれないので

②評価が分かれても、そこに介入しない

　よく話を聴いておく必要があると考えた。このケースでは、無理に人と人を調整しようと思わなくてよいのではないか、と思う。自分の意見や意志をスタッフ自身の口で伝えていけば、おのずとそれなりの結果がでるような気がする。そのスタッフらしく、正義をもって生き

てほしい、そんな思いの時もあってもよいのでは？
③度が過ぎることやハラスメントと受け取る人がいないか
　コンプライアンス上の理解を改めて指導する機会をもつ必要がある

# スタッフたちにことごとく
# 反発された院長夫人

### 残念ながらいったん現場から離れることに

#開業2年目　#承継　#院長夫人　#スタッフの拒否　#トップダウン

## ■ CASE

　義父からクリニックを承継した。現院長（夫）の専門を活かして診療科を変更し建物もリフォームしたが、スタッフはそのまま先代から引き継いだ。

　承継したばかりでもあり、院長をサポートしようと院長妻の私も運営を手伝うことにした。まずは、診療方針や運営方針も今の時代に合わせて変えることにした。

　しかし、この先代からのスタッフたちが承継後の新しい診療体制になじもうとしない。電子カルテ化には反対、患者さんに保険証を返却するタイミングを会計時から受付確認後に変更することも無視、院内処方のため卸さんへの薬剤発注をオンライン発注に変えることにも大反対。新しいやり方にことごとく反発してきた。

　そのうえ、なぜか現院長の妻の私への反発は強く、私が現場にいると、スタッフ同士でヒソヒソ話、声をかけても返事もなし、指示を無視する、その一方で、患者さんからクレームがあったときだけ私に対応を押し付ける。

　スタッフ全員で私を完全拒否の状態となって、とうとうスタッフから「奥さんはクリニックに出ないでほしい」と言ってきた。院長は、妻がそんな状態だと見ているはずなのに「何とかうまくやってくれ。いちいち取り合うな」というばかりで全く頼りにならなかった。夫に協力する気持ちがあまりにも足りないので、離婚しようかとも考えた。

## ■考えたこと

　院長夫人はきわめて良識のある人でした。承継とはいえ新しいクリニックを始めたので、院長をサポートして「このクリニックを何とかしたい」と理想のクリニックを目指していました。

　しかし、スタッフたちは、なぜか院長夫人に強くあたる。どうやら先代の院長夫人（現院長の母）は、現場にはほとんど顔を見せてなかったとのこと。先代の院長とスタッフの関係は良好だったことを考えると、この承継で院内システムを変えようとしたとき、院長夫人が中心になっているのを見て、スタッフたちは「現場のことも知らないのに何で入ってきて引っかきまわすのか」と思って院長夫人に強く反発したようです。

　一方、現院長はもともと承継には乗り気ではなかったうえ、かつ診療に専念したくて面倒なことには関わりたくない様子で問題を直視できていません。院長が問題解決することはむずかしいと判断しました。かといって、院長夫人がいないと新しいシステムを導入するのも大変です。

　院長夫人としては、もうギリギリのところにいます。経営をサポートするという思いを捨て、クリニックの現場から去るか、スタッフに辞めてもらうか、院長が勤務医に戻るか、あいまいな態度をとり続ける院長に嫌気がさして離婚するかどうかという瀬戸際まで追い詰められていました。どこに落としどころがあるでしょうか。

### ●問題点

☑ 承継で引き継いだスタッフたちが新しいやり方にことごとく反対した

☑ とくに院長夫人に対して「現場を知らないくせに」と大反発

☑ 夫の院長はトラブルに関わりたくなく頼りにならない

☑ スタッフにことごとく攻撃されたことで院長夫人が追い詰められた

## ■対処したこと
### [何度も話し合いを行った]

診療に専念したい院長に代わって院長夫人が理想とするクリニックを目指していろいろ努力していました。夫である現院長と義父である先代院長にも十分に承知してもらいました。

　次に院長夫人とスタッフたちの間で何度も話し合うことにしました。これからの時代に必要な新しい方法を取り入れることをていねいに説明し、譲れるところは譲り、いろいろ提案もして、投げ出すことなく粘り強く話し合いを続けてきました。辞めていただくこともむずかしかったですし、安易にそう考えることに夫人は否定的でした。

　しかし、結局、理解し合うことはありませんでした。

　状況をみていると、たとえ、一つの問題で合意ができたとしても、スタッフたちは別の新たな問題を探してきて、新たな障壁とすることが予想されました。院長夫人が提案するやり方を否定するというより、院長夫人そのものを否定している状態でした。

　この状態を続けて、スタッフが自然に辞めて代替わりを待つには院長夫人の体調がもたないと思えました。

## ［結果：院長夫人が現場を離れることになった］

　結局、残念ですが、
・院長夫人が現場を離れるほうがよいと判断
・経営に関わるとしても自宅で経理を手伝う程度
になり、それ以後、院長夫人の描いた理想のクリニックとは違っていますが、とりあえずクリニックを継続できたことで"良し"としました。

スタッフと対立した

# 収益向上のための予約枠増に
# スタッフは猛反対

## 譲るわけにはいかないので覚悟を決めた

#開業2年目　#収益向上策　#経営方針　#スタッフからの攻撃　#関係の破綻

## ■ CASE

　消化器内科クリニックとして、地域にさらにアピールしたいという思いと利益率の良さなどから、内視鏡検査の検査枠を増やすことを決心した。

　次にこれをスタッフに伝えることにした。まず事情を話し、なぜ検査枠を増やすのか、そして今後、どういうやり方をしていくのかをきちんと説明した。

　しかし、スタッフの一人Hが猛烈に反対してきた。看護師であるHは、その言い分として、カメラの洗浄や患者さんへの前処置など業務が増えるから枠を増やすべきではないという。

　そこで、説得材料として、他の消化器内科クリニックの内視鏡検査の状況を調べて、他院の例を参考に、検査が増えたとしてもそれが標準的な対応であり、これを当院の目標値としてもおかしくはないと改めて説明した。そして負担増にならない提案として、勤務時間も変更したり、人員を増やすことで対応したいと説明を加えた。

　そしてスタッフ一人ひとりにヒアリングした。

　しかし、Hに引きずられるように、他のスタッフも反対の立場をとるようになった。

　結局、これほど話し合い、譲歩したにもかかわらず、スタッフたちはまったく受け容れず、何度か話し合っても合意を得ることはできなかった。

　クリニックはこのままの状況が続けばじり貧だし、スタッフとの関係もこじれてしまって、今やまったく身動きが取れなくなってしまった。

## ■考えたこと

　院長が決めたことをトップダウンするのは簡単ですが、このケースのように検査数を増やしたり人員の配置を変えたりするなら、スタッフとの調整が必要となるのは当然です。

　しかし、このケースでは、検査枠の増加にあたっては、スタッフの負担はさほど増えないという計画にもかかわらず、スタッフの一人が反対したことで計画を手直しすることになり、そのスタッフが影響力もあって、他のスタッフも反対の立場をとるようになりました。こうなると、他の案件に対しても一事が万事とすべてに難色を示す状況でした。

　今回の検査枠増大計画以前に何か伏線があったのかもしれませんが、すでに院長／院長夫人とスタッフ間の関係は破綻している状態といえました。この段階で何ができるのか、むずかしいですがどう判断すべきでしょうか。

### ●問題点

☑ クリニックの収益が伸び悩んでいる
☑ 収益向上のため内視鏡検査を増やしたいが看護師一人が猛反対した
☑ 看護師一人に引きずられてスタッフ全員が反対するようになった
☑ 1年以上も説明・提案してきたがスタッフと関係がこじれてしまった

## ■対処したこと

### [関係が破綻しており修復はむずかしいと判断]

　突破口を開こうと、まずスタッフと個別に話し合い、一人ひとりの考えを聴き取り、協力的な考えをもったスタッフがいないか探しました。しかし、とっかかりをつかむことはできませんでした。

　1年半以上にわたって労働条件等も考慮し話し合いを重ねても、一挙手一投足に文句を言われる状態でした。客観的に見ても、すでにクリニック側とスタッフ間の関係は破綻しており、修復はむずかしいと思えました。

　一方で、今後、収益を安定させるためには、検査枠を増やすという選択はどうしても譲れないので強制的に増やし対応することにしました。

　結論として残念ではありますが、合意書をつくって、最も反対しているスタッフＨに"業務改善命令"をすることにしました。それで流れが変わるかと期待しました。

　しかし、最後の嫌がらせかのように、一人のパート看護師を除いて全員が退職の意志を示し、そのまま退職という結果になりました。

## ［新規にスタッフを採用し再出発］
　その後、しばらくは院長夫人と残った看護師で診療をサポートし、採用を進めて新しいスタッフもそろいました。結果として、当初の計画どおり検査枠も増やして無事に再出発をすることができました。

　新しいスタッフと院長／院長夫人の関係はうまくいっています。

# 「思ったより大変」と
# 入職後にあっさり離職

## 採用前に入職ガイダンス＋オリエンテーションを

#開業７年目 #リアリティ・ショック #入職時ガイダンス #定着支援 #入職３日目

## ■ CASE

３週間前に採用した新人事務スタッフが「思ったより大変なので辞めたい」と言ってきた。このところ、よくあるので「またか」という思いだった。

理由を詳しくきいてみたら、「帰る時間がこんなに遅くなるとは思ってなかった」と。「受付業務だから気軽に考えていたけど、覚えることが多すぎる」とも。

確かに、終了時間は患者さん次第だし、新人のうちは、慣れてないので段取りも悪く時間がかかるのは仕方ないと思う。こちらとしても少しでも早く仕事を覚えてもらおうと、業務終了後にいろいろアドバイスしているから、よけいに遅くなったのかもしれない。

面接のときに伝えたつもりだったが、きちんと理解されてなかったのだろう。もしかして、クリニックは楽な職場と誤解されていたのかもしれない。何度かこのような退職者を見てきたので、採用と教育を考え直さないといけない。

## ■考えたこと

「思ったより大変」、「想像してた（仕事）と違った」というのは、入職早々に退職を申し出るケースでよく聞かれる理由です。当然のことながら、外来中心の診療所医療では、受付終了時間は決まっていても、その日の患者さんの状況によっては、診察終了時間が予測できません。

「受付業務だから座ってお仕事するだけ」と想像する人も少なくありません。「診療所だったら楽に違いない」という勝手な思い込みもあるようです。多少の失敗なら「どんまい」といって許される職場もありますが、医療現場ではミスは許されないので、確認が重視されます。さらにしんどい思いの患者さんをお待たせできないので、スピードも求められる……。

　医療になじみのなかった新人にとっては、いわゆる「リアリティ・ショック*」を感じる場面も少なくありません。

　経験者での場合でも経験していた診療科によって、あるいは予約制かどうかによって、そしてクリニックの方針によっても診察終了時間の違いにとまどうようです。

　また専門職にもリアリティ・ショックはあります。病院病棟勤務が長かった看護師は、点滴・採血・心電図はバッチリと自信満々でも、診療所外来では、まだ診断名のついていない患者さんを相手に病院とは違ったスキルを求められます。「正直、診療所の看護をなめてました」と心情を吐露した看護師もいました。

　でも、これは医療業界だけの特殊性ではありません。社会で働くことが初めての若い人にとって、電話を取ることだけでも緊張するらしいのです。ふだん携帯電話しか使ってない人にとって知らない人からの電話に出るのは恐ろしいようです。

　どこの職場でもある、いわゆるリアリティ・ショックですが、早期離職を防ぐ手立てを考えないといけません。

●問題点
- ☑ 入職したての新人が仕事が大変だから辞めたいと言ってきた
- ☑ 思っていたより覚えることが多く帰りも遅いことが嫌になったそう
- ☑ しかし新人一人のためにすべてを変えることはできない
- ☑ このようなケースが多いから根本的に考えないといけない

## ■対処したこと

　早期離職を防ぐには、入職早々、あるいは入職前からリアルな仕事内容を説明しておくことが肝心と考えました。採用を決めてから入職までの間に入職ガイダンスとして説明し、スタッフからオリエンテーションをするようにしました。

### ［採用面接時に説明する］

①募集要項（求人票）の記載の中で、勤務時間としてコアな勤務時間を表記していたが、3シフトごとの時間を表記することにした

②採用面接で、先輩スタッフにも同席してもらい、実際の業務のこと、想像と違っていたこと、帰宅時間のこと、忙しさなどを直接話をしてもらう。できれば応募者と同じような世代や経歴のあるスタッフに参加してもらうと理解されやすい

③採用面接時にそれまでの職歴で、何時まで勤務していたかを聞いておくのもよい。接客業など遅くなったり日祝に勤務する業種だと、診療所の勤務時間は早いほうだと思われるようだ

### ［入職ガイダンス時にも説明し確認する］

①内定後の入職ガイダンスやオリエンテーションで、過去のケースを引き合いに出し、「思っていたのと違う」場面が出てくることがあると伝えておく

②採用面接時に、休暇（有給休暇、産休、育休など）や給料について説明しておき、ざっくばらんに希望も聞いておく。厚かましく思える希望もあるが、「思っていたのと違う」ことを防ぐことが目的であり、応募者の思いを表出してもらうことを優先する

③習得してほしい業務のリストを用意しておき、見てもらう

**[入職実務開始後には定着支援をする]**

①定着支援：導入期2ヵ月は、先輩がいて、つきっきりで面倒をみる。状況に応じて混雑を見せたほうが良いとき、空いていて早く帰宅させるとき、など臨機応変に対応している

②入職後3日目あたりに面談し、不安がないか、言いたいことがないか確認する。すでに先輩スタッフから噂話や思い込みによる話を聞かされていることもあるので、直接、話をするとよい

定時20分前に切り上げ、リフレクションの時間をとり、モヤモヤしていることを聞いて、それを取り除くようにした。実務開始から1週間のうちに、仕事と労働条件のモヤモヤを解消してもらう。これは、若い世代ほど効果が上がる印象がある。その折にクリニックとして大切にしている組織風土なども伝えて理解してもらうことも大切。具合の悪いことが出てくるのであれば、今後のことを早いうちに検討できる

**[今後の検討：仕組みの変更]**

患者さんに来院してもらえるのはありがたいことです。患者さんの期待に応えたいものの、やればやるほど終了時間が遅くなっていきます。そのつど、スタッフを付き合わせることは、今の時代、むずかしくなってきていると思います。

借入金の返済を機に、休診日を増やしたりする院長もおられるようですが、夜の受付時間を早めることやスタッフの勤務時間の変更を検討することもあってよいと思います。

業務量の多さ、終了時間の遅さがないほど、人は続くという気がしてならないのも事実です。

# 家庭の事情により
# 在職1年ほどでやむなく退職
## 家族の状況も理解し変則労働を取り入れた

#開業15年目　#早期離職　#家庭の事情の変化　#家族の考え

## ■ CASE

　入職して1年ちょっとのPTが退職したいと言ってきた。仕事も人柄も難なく、土日も研修に参加するなど熱心なスタッフだけに、今、抜けられるととても困る。

　職場に不満がある様子はなかったので、なぜ辞めたいのか聴いてみたところ、「妻が『自分だけずるい』と言ってるから」という。彼には3人の子がおり、育児の真っ最中だが、彼の奥さんも同業のPTとのことで、奥さんとしては「自分ももっとPTとして働きたいのに、育児は自分ばかり」と言ってとても不機嫌だという。確かに彼は、勉強熱心で研修にも積極的だし、夜の診療もきちんとこなしているが、その分、奥さんにしわ寄せがいったのかもしれない。そんな奥さんの不機嫌がずっと続いていることに耐えられないという。そのため、介護関係の日勤の職場に変わりたいとのこと。

　思ってもいない理由だったので、ちょっと驚いた。確かに採用のときに、本人とは条件等をしっかり話し合っているが、家族の気持ちの変化まで考えたことはなかった。

　本人の意志が固いので、慰留はせず、新しいPTを新たに採用することになったが、新たに採用した新人PTも同じく子育て世代で、妻が同業だという。また同じように家庭内の不和で辞められても困るので、何か方法を考えないといけない。

## ■考えたこと

　関西では、クリニックの外来運営は、長い休憩時間を挟んで、午前診と夜診に分かれているので、どうしても拘束時間が長くなります。だから、このPTも普通に勤務していても帰宅が遅くなります。

　正直なところ、男性スタッフだと出産や育児の問題は、問題が少ないと考えていました。男性の育休は、大企業しか実施できないと考えていたことは否めません。しかし、考えてみると、共働きが普通の今、育児や家事の分担は当たり前となっています。

　採用を決めたとき、本人とは、雇用契約書を交わし、入職ガイダンスで詳しく説明してきたので、勤務形態は納得づくのはずだったとしても、あくまでもクリニック側の状況を押し付けているだけと思い至りました。

　コロナ禍にあって、家族の誰かが感染すると、本人も勤務できなくなる状況が続き、勤怠の調整にかなり時間を費やした経験もありました。求人に応募してくる人も子育て世代で共働きという人も多いので、本人だけでなく、若い世代の育児、そして家族のことも考えて、勤務の多様性を受け入れないといけないことを考えさせられました。

　これからは、大企業だけでなくクリニックのような小規模の事業所でも考えないといけない問題だとつくづく思いました。

### ●問題点
- ☑ チームのリーダー的なPTが辞めたいと言ってきた
- ☑ 理由は同業の妻から子育てもせずにずるいと言われたからという
- ☑ 日勤の仕事に転職したいPTを慰留できなかった
- ☑ 今後は子育て世代も働ける労働環境を考えないといけない

## ■対処したこと

　労働条件を緩める形にすべきかと葛藤しました。しかし、そうすると人件費が増える、もし、患者さんが減れば人件費が経営を圧迫するかもしれないと心配もありました。結局、そのPTが退職して2年ほ

どかかりましたが、勤務時間設定のパターンを増やし、対応しました。

## [スタッフと話し合う]

　PT の退職がきっかけでしたが、PT だけに対応すると、他職種の不満が爆発することも予想できましたので、いっそのことスタッフ全員の意見をヒアリングすることにして、"業務改善委員会" の中でテーマとして、「収益の維持とスタッフの残業」や「分割勤務のむずかしさの緩和方法」など相反する課題を一緒に考えてもらいました。自分たちの勤務時間、自分たちの仲間の勤続を左右する体制、子育て・介護・研修など、みなが同じように抱える問題として考えることにしました。職場の働き方を考えるのがテーマでしたが、一方で自分たちは医療従事者であるという視点もはずせない中での話し合いでした。

## [変則労働＋条件付きフレックスを活用]

　そしてコンセンサスを得たことで、いよいよ勤務時間の変更を検討することになりました。それまで、1 日 8 時間勤務で、外来 1 単位あたり 4 時間勤務が当たり前と決めつけていましたが、話し合いによって 3 時間、4 時間、5 時間という勤務シフトをつくりました。参考までにそのときの議事録を紹介します（⓲）。

　このような変則労働を活用し、午前 5 時間＋午後 4 時間の 9 時間勤務を週に 4 日勤務すれば合計 36 時間となり、1 単位 4 時間の外来勤務を休みすることができ、半日外来の日であれば 1 日休めることになります。

　このシフトなら PT の場合、予約枠を減らさずにすみます。

　また午前の勤務が長ければ、午後の勤務が短くなるようなシフトを組んで、早上がりできるようにしました。ただし、この変則労働制では、一人ひとりの勤務時間がとても変則的なりますので、IT を駆使しないと勤怠管理、勤務表の作成がむずかしくなります。

## [診療時間の短縮]

　また、開業 10 周年を迎えたのを機に、診療受付時間を 30 分短縮し、

## ⓲勤務時間変更を検討したときの議事録

2022/3/8

業務改善委員会　議事録

日　時：2022 年 3 月 8 日
参加者：○○、○○、○○、○○、○○

決定事項

①2022 年 4 月 1 日からの各部署の勤務時間時間変更

※PT
　AM　①8:30~12:30　②8:30~13:30　③9:30~13:30
　PM　①15:30~19:30　②15:30~20:30

※看護師
　AM　①8:15~12:15　②8:30~12:30　③8:30~13:30　④9:30~13:30
　PM　①15:30~18:30　②15:30~19:30

※ドクターズクラーク
　AM　①8:30~12:30　②8:30~13:30
　PM　①15:30~18:30　②15:30~19:30　③15:30~19:00

※受付
　AM　①8:10~12:10　②8:30~12:30　③8:30~13:30
　PM　①15:30~18:30　②15:30~19:30　③15:30~20:00

※リハビリ助手
　AM　①8:15~12:45
　PM　①15:30~18:30

上記の勤務を組み合わせ、週単位で勤務時間を管理し契約時間にあわせて勤務を組む。
クリニックの鍵は○○で管理する。受付早出スタッフが鍵を開け、午前の勤務終わりで○○に鍵を返却する。
PT の予約表の作成、朝の鍵開け、準備、掃除を受付スタッフが行う。
午前・午後受付スタート時から電話対応は受付スタッフが行う。"

検討事項

①ビジョンマンダラートの作成
担当するビジョンマンダラートを完成させる。
次回までに具体的行動による収益・患者満足度向上のためのビジョンマンダラートを埋めてくることとする。"

今後の課題

勤務時間変更による不具合の発生がないかモニタリングする。
・勤務時間の過不足が発生しないか？
・朝の準備業務を行う時間、人員数は十分か？"

スタッフへのお願い

勤務時間が変更になります。
・予想される不具合があれば各部署のリーダーまでお知らせください。
・受付の朝の準備業務が多くなります。不都合あれば変更やヘルプをお願いすることになります。
ご協力お願いいたします。"

　その 3 年後にさらに 30 分短縮することにしました。受診しにくくなって患者さんが減るのではという心配もありましたが、スタッフだけでなく、開業以来頑張ってきた院長にも疲労が溜まっているのがわかる状態でしたので、思い切って決断しました。スタッフはもちろん歓迎

してくれました。

## [残る課題]

　とはいえ、これだけの変則労働を安定的にスタッフに提供するには、やや過剰といえる人員確保が必要になります。人数という量の問題だけでなく、スキルという質の維持も必要になりますので、労務管理としてはむずかしいと感じています。

# CASE 29. 退職者に悩む

# 同時期に退職希望が相次いで ひどく落ち込み

## 心の癒しをプロに頼って割り切りも大事に

#開業3年目　#退職者の連続　#院長の心理的負担　#退職予想　#心が折れる　#メンター

## ■ CASE

　専門職スタッフSが退職したいと言ってきた。理由を何とか聞き出したところ、事務スタッフのFとの対立に嫌気が差したらしい。このFと折り合いの悪いスタッフが多いのは知っていたが……。

　それから数日後に、別の専門職Kが給与を上げてほしいと言ってきた。退職者が出たことで、補充してもすぐに戦力とならないことを承知で、賃上げができないなら他所に行かなければならないと退職をほのめかしてきた。足元を見てのことなのか。

　どうしたものかと考えあぐねていると、その2日後の土曜日に、今度は別の専門職Nから「辞めさせてください」とLINEが届いた。Nとは関係が悪くないと思っていたのでびっくりして、Nに電話してみるが出てくれない。話し合いの余地もないのかとすっかり落ち込んでしまった。

　週明けにクリニックに出ると、今度は事務スタッフFから「お時間ありますか？」と言ってきて、退職したいと申し出た。いや、もう聞きたくない。

　何が何だかわからないうちに退職希望が相次いで、明日からの診療をどうしたらよいかわからない。受け入れの患者さんの数を減らすべきだろうか。業務の体制を変えないといけないが、そんなことを考える余裕もない。

　これまで、それなりに患者さんを思い、スタッフを大切にしてきたつもりだった。何が良くないんだろう。知らないうちにスタッフ同士で何かあったのかもしれない。しかし、これだけ同時期に退職希望が連続すると相当にこたえる。

## ■考えたこと

　このクリニックだけのお話ではありません。多くのクリニックの院長先生たちは、スタッフと良い関係を目指して、専門家からアドバイスを受けたり、関連書籍を読んだりして学習しています。その結果、「期待値を上げないでおく」、「飲みに誘わない」、「名前を呼ぶだけでハラスメントになることがある」、「褒めること」、「心理的安全性が高いこと」などなど実践しようとしています。

　そんな院長たちは、自分なりにスタッフに気をつかい、給与にも考えをはせ、終業後もなるべく早く帰宅できるよう努力し、有給休暇も大企業のようにとまではいかなくても取得できるようにしてきて、もちろん、患者さんを大切に思い地域に貢献したい、そしてスタッフにも幸せになってもらいたいという使命感にあふれています。

　しかし、それでもスタッフは、それぞれの事情があって辞めていきます。「これだけ頑張ったのに、何が不満で辞めるのだ」と言いたくもなる場面は、実は多くのクリニックでみられます。

　スタッフのことを親身に思ってきた院長ほど、このように退職が相次ぐと心がえぐられる思いになり、ひどく傷ついてしまします。かといって、スタッフが辞めない工夫というのも現実的ではありません。クリニック経営者として院長の心の傷を少しでも和らげる方法はないものでしょうか。

---

### ●問題点
- ☑ スタッフ同士の対立からスタッフの退職が相次いだ
- ☑ 人手不足になった現状を見て賃上げを狙ったスタッフもいた
- ☑ 相次いだ退職届に院長の心が折れた
- ☑ 人員が減った状態での診療体制をまだ考えられない

---

## ■対処したこと

　まず、今すぐ必要となる判断をし、そのうえで、今後に備えるための体制づくりと心づもりをしました。

## [院長の傷ついた心を癒すためにプロに頼る]

患者さんのために診療は継続させるにしても、まず院長の折れた心を癒すことを優先しなければなりません。コーチやコンサルタントなど専門職に頼ることです。自身がクライエントとなり、話を聞いてもらって相談するということは、思ったより自分を俯瞰することができ、感情も整理できるからです。もちろん、プロですから秘密は保持されます。

患者さんには熱心に癒すことを心がけていても自分のことになると、頼る相手がいない院長は多いと思います。専門家にスパーバイズしてもらうとか院外メンターをもつというイメージがよいかもしれません。

まずは、院長と院長夫人が健康な状態で、さまざまな判断をしなければ健全な経営は成り立ちません。

## [専門職の賃上げの訴えを解決する]

足元をみたような賃上げの訴えについては、納得できないものがありますが、税理士や社労士と相談し、本人とも1 on 1ミーティングで話し合い、現状を見直す機会とし、将来のことを考えて昇給を念頭に検討することにしました。

## [スタッフの退職はいつ何時でもあると心づもりをする]

スタッフを思いやる気持ちは重要ですが、スタッフそれぞれには事情があって辞めることがあると割り切ることも大事です。ただ、それぞれの事情（たえば家庭状況、スタッフ同士の関係など）を前もって把握しておけば、退職につながる要因もわかりますし、可能であれば介入もできます。そのためには1 on1ミーティングを実施する必要があります。

結果として、専門職の退職はあきらめざるを得ませんでした。対立のきっかけをつくった事務職は慰留しませんでした。

## [急な退職でも対応できるような体制づくり]

　看護師など専門職が退職すると、すぐに人材の補充をしたとしても
その後の診療に影響することになります。本当は、＋１人多く雇って
おけるとよいのですが……。

　そこで、診療を継続できる体制づくりのため、普段からスタッフに
はマルチタスクをこなしてもらい、無資格者にも診療介助をしてもら
うなど、臨機応変に対応できるようにしてもらいます。看護師の負担
軽減のために、看護師でなくともできる業務はタスクシフトを検討し
ます。

## [人員不足の中でも診療を継続する覚悟をもつ]

　最後は、院長だけでなく院長夫人も参加してもらい、残ってくれる
スタッフと力を合わせて、予約制を導入し患者数を絞ってでも、継続
する覚悟を持ってもらいました。

# スタッフから「辞めます」と宣言されるたびに自信喪失

## 「退職ガイダンス」を用意して気楽に話し合い

#開業15年目　#退職届は突然に　#自信喪失　#気持ちの切り替え　#退職ガイダンス

## ■ CASE

受付スタッフから「退職したい」と言われた。もともと「辞めてもらってもいい」と考えていたスタッフなので、いつかは辞めるだろうなと思ってはいたが、いざ、本人から「辞めたい」と口にされるとなぜか気分が重くなる。どうも自分やクリニックが否定されているように思えてモヤモヤする。

結婚や妊娠や転居やステップアップなどおめでたい話のときは「とても残念だけど……」と思うものの祝福の気持ちが強いので、退職手続きもスムーズにできるし、にっこり笑って送り出せる。

しかし、クリニックのやり方や他スタッフに対する理由のときは毎回スッキリしない。辞める理由が、それまで知らずにいたクリニックのあり方への不満だと聞かされると、かなり落ち込む。それを引きずって結構長い間、ダメージが残る。

これまで何度か経験もしてきているので、いい加減、こんな状況に慣れないといけないとわかっているけど、その場面に直面すると、やはりこたえる。

## ■考えたこと

昨今、メールやSNSでいきなり「辞めます」と送られてくることもあります。メールであれ口頭であれ、スタッフに辞意を告げられたと

きの気持ちは、関係性や辞める理由によって、ずいぶん高低差があります。

「仕方がないな。今までありがとう」と思うときもあれば、自分ができないことを他人のせいにする人には「何を言ってるんだ……」と腹立たしい思いになることもあります。

しかし、院長/院長夫人にとって困惑するのは、さほど「引き留めたい」とは思っていなかったスタッフの退職の場合です。わかっていても相手から別れを告げられるとショックですし、急な話が多いので後の人員配置などを考えると頭が痛くなります。さらに退職の理由として延々とグチを述べられると、かなり凹みます。

希望する退職日までの期限や辞める理由の話し方で、相手の気持ち（ときには憎しみも）が伝わってきます。複雑な思いを散々聞かされ、そんなスタッフにうんざりし、それが相手にも伝わることで、よけいに落ち込んでしまいます。

いち早く切り替えることができないでしょうか。

## ●問題点
- ☑ スタッフから退職の申し出があるといつも気が重い
- ☑ 退職者がクリニックを否定しているようでもやもやする
- ☑ 不誠実な退職者を出すときは何度経験してもいつも気分が落ち込む
- ☑ 退職の申し出で辛くなったときに気持ちをどう切り替えられるか

## ■対処したこと
### ［いつも心の準備をしておく］

スタッフから「ちょっといいですか？」と切り出されたら、それなりの話であると考え、マインドセットすることから始めるようにしました。本人が話そうと勇気を出して声をかけてきたら、退職話が多いので、そのタイミングで了解して受けてあげるのがよいと考えたからです。

**[会話例]**

「退職しようと思っているんです」

「そうなんだ。理由を聞いてもいいかな？」

と聞くと、躊躇しながらも不平不満のある人はでてきます。

「そうなんだ。わかりました。いろいろと嫌な思いをさせたようでごめんね」

「いえ」

「時期の希望はいつですか？」

「なるべく早くで」

「では、○日までにしましょう（現場と打ち合わせることがありますが）。不快な思いや不安な気持ちにさせて申し訳なかったね」

「すみません、よろしくお願いします」


**[気持ちの切り替え]**

　退職するスタッフには、言いたいことがいっぱいありますが、退職したその翌日から"地域の患者様候補"と位置づけ、気持ちよく送り出します（きっと受診しないだろうと思っても、退職まで時間がなく人の補充のことが気になっても、急すぎるだろうとか思っても）。

　突然の話であっても、「退職届は○日前と説明してたよね」など責めるような話は、無意味です。とにかく潔くスムーズな退職手続きに全力を注ぎます。

　ネガティブな理由で退職を心に決めたスタッフは、退職を宣言したら、クリニックから恐ろしいほど心が離れます。どんな言葉も煩わしい説教にしか聞こえません。


**[退職ガイダンス]**

・ユニフォームなど貸与物や保険証などの返却やその日付について

・退職届・退職誓約書の提出

・源泉徴収票や離職票の送付時期の通知

・保険の任意継続の対応

**❶⓽退職手続確認書**

## 退職手続確認書

| 退職者氏名 | | 所 属 | |
|---|---|---|---|
| 退職年月日 | 年　　月　　日 | 入職年月日 | 年　　月　　日 |
| 最終出勤日 | 年　　月　　日 | 勤務年数 | 年　　ヶ月 |
| 退職事由 | | | |
| 退職後の連絡先 | 〒 _____<br><br>TEL： | | |
| 退職時手続きチェックリスト | 【提出・返却物】<br>□ 退職届（又は退職願）の提出　　　□ 退職時誓約書<br>□ 健康保険証の返却　（□最終出勤日までに返却 □退職日に郵送）<br>□ 法人からの貸与物の返却　　　　　　　　　　　　　　↓wi-fiなど<br>　（□カードキー　□職員証　□USBメモリー　□名刺　□携帯電話　□ノートPC　□通信機器）<br>【社会保険手続】<br>□ 離職票の発行　（□必要 □不要）<br>　（注）退職日の翌日から10日以内に、公共職業安定所に提出。賃金台帳、労働者名簿、出勤簿<br>　　　等の添付が必要。よって、本人への交付は離職日から2週間程度を要します。<br><br>□ 任意継続　（□必要 □不要）<br>　（注）退職日の翌日から20日以内に、法人の退職手続き後、本人の住所を管轄する社会保険<br>　　　事務所（健保組合の場合は、組合）で本人が行います。<br>□ 被保険者資格喪失証明書　（□必要 □不要）<br>　（注）国民健康保険に加入する場合必要になります。<br><br>【その他】<br>□ 住民税　（希望する処理・・・□普通徴収　□新勤務先にて徴収　□一括徴収）<br><br>□ 退職時の証明　（□必要 □不要）<br>　（注）労働者が請求した場合にのみ・使用期間・業務の種類・当該事業における地位・賃金・退職<br>　　　の理由について証明書を交付します。 |
| 注意事項 | □法人から貸与された金品、その他法人に属するものは直ちに返還すること<br>□在職中に知り得た秘密事項について、退職後も守秘義務の責任を負うこと |

| | 退職者 |
|---|---|
| 月日 | ／ |
| 確認印 | |

| 社長 | 川崎 | |
|---|---|---|
| ／ | ／ | ／ |

など手続きに漏れがないようにします（退職手続確認書⓽）。

　思うこと、言いたいことはいろいろあると思いますが、これまで勤務してくれたことだけを考え、

「退職に関する手続き事項は以上ですが、何か確認したいことはありま

すか？」
と、入職ガイダンスのときと同じように気楽に質問できるようにします。本当の退職理由を聞いておく機会でもあります（嘘も多くありますが）。

　そして、どんな事情があるにせよ、最終勤務日に会えないこともあるので、その場で、
「これまで勤務してくれてありがとう。○○さんの働きやすい環境をサポートできなくて申し訳ありませんでした。次の職場では頑張ってね。最終日までよろしくお願いします」
と、これまでクリニックに貢献してくれたことに感謝の気持ちを伝えます（どんな人であっても）。

　また、嫌な思いを持って去る人ほど、「離職票が遅い」とか、後になって「退職証明を出せ」と言ってくることもあるので、手続きのすべてを明確にし、期日のあるものは期限を守り、退職後に問い合わせがないようにします。

　「何だか納得がいかない」こともありますが、一とおりの手続きが終わるまで「がまん、がまん」です。
　がまんできない場合には、社労士さんや他のスタッフに手続きを任せてしまうのも "あり" だと思います。
　退職ですら学びの機会とし、何かをつかんで立ち上がるしかないように思います。

## 著者紹介

### 永野　光（ながの　ひかる）

1971 生まれ
社会福祉士（社会福祉士登録 No.101766）
公益社団法人日本医療社会福祉協会会員医療ソーシャルワーカー
龍谷大学社会学部社会福祉学科卒業。大学卒業後、印刷会社の秘書室に入社。
その後、一般病院へ転職。医療ソーシャルワーカーとして 12 年の経験を積む。
その途中で、夫が永野整形外科クリニックを開業。2009 年からクリニック経営
に携わる。院長妻の業務とともに永野整形外科クリニック　ヘルプデスク兼務。
起業前から院長／院長夫人を対象にしたセミナーでの講演やソーシャルワーク
技術による経営者支援を行う。
主な著書『院長妻より院長夫人への 42 のメッセージ』（プリメド社刊）

### 株式会社クリニックイノベーションサポートについて

代表者：代表取締役　永野光
事業内容：
・院長／院長夫人コンサルティングサポート
　（メール相談／出張相談／業務改善／業務整理など）
・研修事業
　（院長・院長夫人・クリニックスタッフ接遇／業務改善／イノベーション研
　修／ドクターズクラーク養成／開業スタートセット）
・院長夫人ストレス削減教室
　（永野整形外科クリニック見学ツアー／クリニックお役立ちツール・マニュ
　アル作成支援・販売／講師／セミナー企画／ドクターマーケット開拓営業
　パーソン向け勉強会）
所在地：〒 639-0266　奈良県香芝市旭ヶ丘 2-7-1-106
TEL & FAX：0745-44-8590

悩めるクリニック経営者のための
## もうイラつかない
## スタッフとの関係づくり

2023年8月20日　初版　第1刷　発行
定価：本体2,000円＋税

●

著
**永野　光**

●

発行所
**株式会社プリメド社**
〒532-0003　大阪市淀川区宮原4-4-63
新大阪千代田ビル別館
tel=06-6393-7727
https://www.primed.co.jp/
振替00920-8-74509

●

デザイン
**エムズ・アド**

●

印刷
**モリモト印刷株式会社**

ISBN978-4-938866-72-3

# プリメド社のクリニックマネジメントブックス

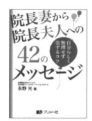

## 院長妻から院長夫人への 42 のメッセージ
－自分らしく無理せず楽するコツ

**永野 光 著** 　　　　　　　　　　　　　　**電子版あり**

クリニック院長夫人の業務は、スタッフのルーチン以外のすべてが対象となる。置かれた立場も曖昧である。そのため院長夫人の悩みも多い。本書は、院長妻としての著者の経験と他の院長夫人との交流から得られた院長夫人の立ち位置を確かめるコツをアドバイスしたもの。

A5 判　129 頁　定価：1,980 円（税込）　ISBN978-4-938866-62-4

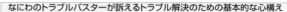

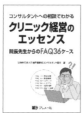

## コンサルタントへの相談でわかる クリニック経営のエッセンス
－院長先生からの FAQ36 ケース

**公益社団法人日本医業経営コンサルタント協会　編**

開業医は、経営の非専門家であり、コンサルタントがサポートしてくれるものの、それでも多くの経営の知識を要求される場面も多い。しかし、経営のすべてをマスターすることは困難だ。知っているようで実はよくわからない経営用語も多い。コンサルタントは、そんな院長からの素朴な質問をよく受ける。そんな質問こそ知っておくべき経営の本質であり、本書を活用してその本質を徹底的に押さえておきたい。

A5 判　151 頁　定価：2,640 円（税込）　ISBN978-4-938866-70-9

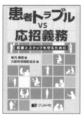

## 患者トラブル vs 応招義務
－医療とスタッフを守るために

**尾内 康彦 著　大阪府保険医協会　編**

長年にわたって患者トラブルを解決してきた著者がたどり着いたトラブル解決の答えは、「"応招義務"の捉え直し」。解決できないトラブルで医師もスタッフも疲弊してしまっては医療が存続できない。「診療をお断りする」事例から展開する本書は、医師の働き方改革のためにも応招義務を捉え直すきっかけの書。

A5 判　137 頁　定価：2,200 円（税込）　ISBN978-4-938866-67-9

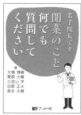

## 若手院長です 開業のこと何でも質問してください

　　　　　　　　　　　　　　　　　　　　　　　**電子版あり**

**大橋 博樹　栗原 大輔　小宮山 学　田原 正夫　森永 太輔 著**

クリニック開業準備は、マニュアル通りに進まないもの。迷いも悩みも不安もある……。若手開業医が、うまくいったこと、失敗したこと、苦労したこと、想定外だったこと、悩んだこと、などについて、それらを自分なりにどう解決していったかを記憶が新しいうちにありのままの視点で率直にコメントしたもの。

A5 判　189 頁　定価：2,750 円（税込）　ISBN978-4-938866-66-2

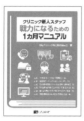

## クリニック新人スタッフ
## 戦力になるための1ヵ月マニュアル

**地域クリニック経営戦略委員会 著**

常にスタッフの人材不足の診療所では、新人を採用したらできるだけ早く実務についてほしいものの、じっくり教育する余裕もなく研修システムもない。本書は、診療所に入った新人が、業務に必要となる"患者さんとの接し方"や"患者さん情報のパソコン入力"などを、最初の 1 ヵ月にステップアップしながら集中してひととおり学び、チームに戦力として加われるようになることを目的としたマニュアルである。

B5 判　67 頁　定価：1,760 円（税込）　ISBN978-4-938866-71-6

https://www.primed.co.jp

これら書籍の立ち読みを模擬体験していただける"立ち読み動画"をご覧ください